Snowdon
Endlich Abnehmen!

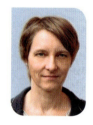 Bettina Snowdon Die studierte Diplom-Oecotrophologin gestaltet seit 1997 die Kochbuchlandschaft mit – zunächst viele Jahre in den Redaktionen und Lektoraten verschiedener Buchverlage, seit 2009 als selbstständige Autorin, Lektorin und Übersetzerin für Kulinarisches. Heute schreibt und produziert sie nicht nur Koch- und Ernährungsbücher und entwickelt Rezepte, sondern verfasst auch entsprechende Texte für Firmen und Agenturen. Ihr Motto: Essen soll immer Spaß machen – ganz besonders dann, wenn man sich einschränken muss.

Bettina Snowdon

Endlich Abnehmen!

Power-Rezepte zur Almased-Diät

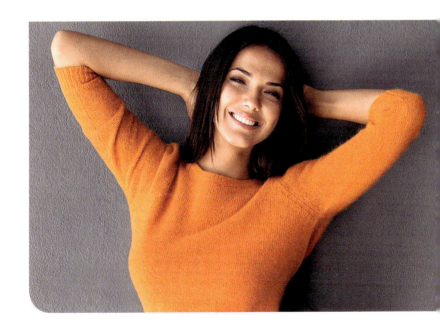

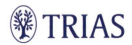

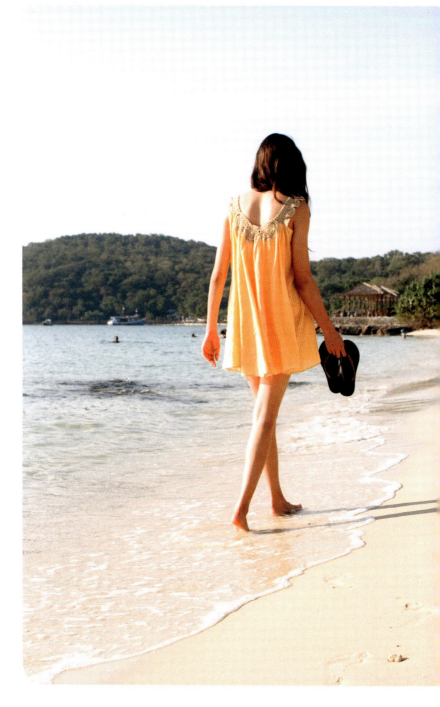

- 7 Ratzfatz ein paar Pfunde loswerden …

Wie das Abnehmen gelingt

Runter mit den Pfunden
- 10 So wirkt Almased
- 11 Wie macht Almased das?
- 12 Klick – Stoffwechsel umstellen
- 13 Ihr Powerprogramm: So geht's

Das 4-Wochen-Programm
- 18 Die 4 Wochen im Kurzüberblick
- 19 In Bewegung kommen
- 21 Wie Sie Ihrem Stoffwechsel zusätzlich Beine machen
- 22 Der Plan für die 1. Woche
- 23 Pläne für Wochen 2–4
- 24 Wenn der Motivation die Puste ausgeht
- 26 Ein Wort zu den Rezepten

Ihre Abnehm-Rezepte
- 30 **Shakes**
- 42 **Frühstücke**
- 50 **Warme Gerichte**
- 76 **Kalte Gerichte**

Liebe Leserin, lieber Leser,

hat Ihnen dieses Buch weitergeholfen? Für Anregungen, Kritik, aber auch für Lob sind wir offen. So können wir in Zukunft noch besser auf Ihre Wünsche eingehen. Schreiben Sie uns, denn Ihre Meinung zählt!

Ihr TRIAS Verlag

E-Mail-Leserservice
kundenservice@trias-verlag.de

Lektorat TRIAS Verlag
Postfach 30 05 04
70445 Stuttgart
Fax: 0711 89 31-748

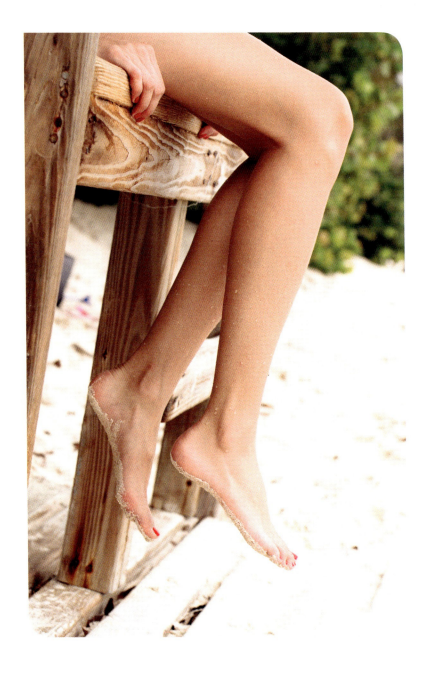

Ratzfatz ein paar Pfunde loswerden ...

Ein paar Pfunde sollen runter? Und zwar schnell? Schließlich wollen Sie auf der Party in 6 Wochen was hermachen, wollen den nächsten Strandurlaub entspannt ganz ohne Baucheinziehen genießen oder es ist einfach dringend mal wieder an der Zeit, dass Sie sich in Ihrer Haut richtig wohl fühlen.

Mit diesem Buch an Ihrer Seite können Sie das schaffen! Sie sind motiviert, haben ein bisschen Sportsgeist und nehmen die 4-Wochen-Challenge an? Gut! Almased ist dabei Ihr idealer Partner, denn das Powerpulver macht Sie lang anhaltend satt, lässt miese Laune gar nicht erst zu und es wirkt. Zusammen mit regelmäßigen Sporteinheiten mehrmals in der Woche kann es klappen: Sie erreichen Ihr Wunschgewicht oder kommen ihm auf jeden Fall näher, falls es um mehr als ein paar Kilos geht. Dieses Buch unterstützt Sie dabei mit köstlichen Rezepten: In der ersten Woche wird geshaked – mit jede Menge Geschmack versteht sich; in den nächsten 3 Wochen gibt es jeden Tag ein leckeres Essen und 2 Shakes als Mahlzeitenersatz. So können Sie mit Genuss abnehmen; wenn Sie dann noch die Bewegungstipps und Abnehmtricks beherzigen, haben die Fettpölsterchen keine Chance mehr.

Ich wünsche Ihnen gutes Durchhaltevermögen, fröhliches Pfundepurzeln und guten Appetit!

Bettina Snowdon

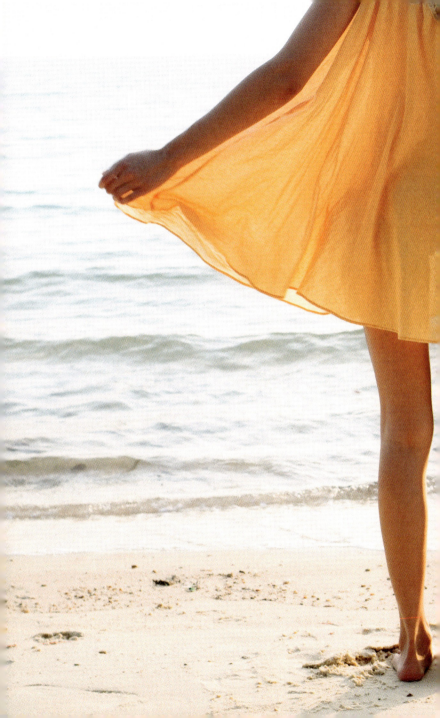

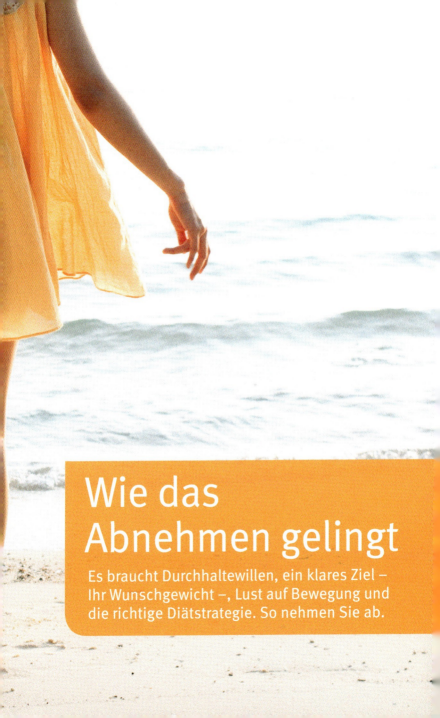

Wie das Abnehmen gelingt

Es braucht Durchhaltewillen, ein klares Ziel – Ihr Wunschgewicht –, Lust auf Bewegung und die richtige Diätstrategie. So nehmen Sie ab.

Runter mit den Pfunden

Das Besondere an einer Diät mit Almased ist, dass Sie nicht ständig daran erinnert werden, eine Diät zu machen. Dafür gibt es zwei Gründe: Der knurrende Magen als hinterlistiger Begleiter vieler Diätkonzepte bleibt einfach aus und Heißhungerattacken ebenfalls. Sie fühlen sich stets satt und zufrieden. Und das ist auch schon die zweite Besonderheit: Die Laune sinkt nicht etwa in den Keller, sondern Sie sind gut drauf, beschwingt und voller Tatendrang. Viele berichten sogar, mit Almased einen regelrechten Stimmungsaufschwung zu erleben. Nicht nur zahlreiche Anwenderinnen und Anwender, sondern auch wissenschaftliche Studien bestätigen diese Wirkung. Das ist prima so, denn schließlich müssen Sie jetzt ein paar Wochen durchhalten und auch ein wenig Verzicht üben. Mit Almased meistern Sie die Herausforderung.

So wirkt Almased

Almased setzt an einer anderen Stelle an als die meisten anderen Diäten. Viele davon reduzieren die Nährstoffzufuhr so, dass der Körper auf Sparflamme schaltet und, schlimmer noch, das eigene Muskelgewebe abbaut. Almased hat genau den gegenteiligen Effekt: Es kurbelt den Stoffwechsel an, ohne es an notwendigen Nährstoffen mangeln zu lassen. Damit erhöht es den Energieverbrauch des Körpers und sorgt auf diese Weise für den Abbau von Fett bei gleichzeitiger verminderter Kalorienzufuhr. Und zwar wirklich nur von Fett und nicht etwa von Muskelmasse. Denn auch das wurde in wissenschaftlichen Studien bestätigt: Bei herkömmlichen Diäten sind 10–20 % des verlorenen Gewichts auf den Verlust von Muskelmasse zurückzuführen. Mit Almased geht ausschließlich Fett verloren – und das ist ja, was Sie wollen.

Tschüss Jo-Jo!

Keine Frage: Mit den meisten Diäten kann man schöne Erfolge erzielen und auch in kürzester Zeit ungeliebte Kilos loswerden. Aber der gefürchtete Jo-Jo-Effekt lässt nicht lange auf sich warten. Der Körper richtet sich auf die Mangelernährung ein und stellt seinen Stoffwechsel auf Sparflamme um. Jetzt wird jede Kalorie, die Sie ihm zuführen, besonders effektiv genutzt, und zwar leider auch noch nach der Diät. Die Folge ist, dass Sie dann umso mehr an Gewicht zulegen – deprimierend! Mit Almased ist das anders, denn da die Muskelmasse und der Grundumsatz unangetastet bleiben, hat der Körper keinen Anlass, aus jeder Kalorie das Letzte herauszuholen. Der Stoffwechsel wird sogar zusätzlich in Schwung gebracht.

Wie macht Almased das?

Das Pulver besteht aus nur 3 natürlichen Komponenten: aus hochwertigem Soja, enzymreichem Honig und probiotischem Joghurt. Diese Mischung liefert eine Kombination aus Vitaminen, Mineralstoffen, Spurenelementen, Enzymen und Ballaststoffen, die der Körper für seine optimale Funktion braucht, dabei ist das Vitalkost-Pulver eiweißreich und kohlenhydratarm. Damit wird Ihr Körper auch während der Diät gut versorgt und Sie bleiben länger satt als bei anderen Diäten.

Das liegt auch an den körpereigenen Hormonen: Almased hält nachgewiesen diejenigen Hormone im optimalen Bereich, die das Sättigungsgefühl und die Fettspeicherung bestimmen. Das sind Grehlin und Leptin, die das Sättigungsgefühl regulieren, und Insulin, das zusätzlich noch einen Einfluss auf die Fettspeicherung ausübt.

Bestimmt kennen Sie den Begriff »glykämischer Index« (GI), der aussagt, wie stark der Blutzuckerspiegel durch ein kohlenhydrathaltiges Lebensmittel ansteigt. Lebensmittel mit einem niedrigen GI enthalten Kohlenhydrate, die nur langsam ins Blut abgegeben werden, was einen ebenso langsamen und nur mäßigen Anstieg des Insulinspiegels nach sich zieht. Das ist gut für Sie, denn je weniger Insulin im Blut ist, desto besser funktioniert die Fettverbrennung. Mit seinem niedrigen GI hält Almased den Blutzuckerspiegel immer schön stabil und feuert die Fettverbrennung an.

Klick – Stoffwechsel umstellen

Bei einem Powerprogramm mit schnellem und effektivem Gewichtsverlust stehen die beiden ersten Phasen der Almased-Diät im Vordergrund: die maximal einwöchige Startphase und die mehrwöchige Reduktionsphase.

Startphase: Zuerst geht es darum, den Stoffwechselturbo zu starten. Durch die besondere Zusammensetzung der Almased-Shakes bekommt Ihr Stoffwechsel in der ersten Phase die Initialzündung, damit er auf vollen Touren läuft und die Fettverbrennung so effektiv wie möglich in Angriff nimmt. In dieser ersten Phase versorgt Sie ausschließlich das hochwertige eiweißreiche Almased-Pulver mit wichtigen Nährstoffen. Das heißt, Sie nehmen alle 3 Hauptmahlzeiten in Form von Shakes zu sich, Zwischenmahlzeiten gibt es nicht. Aber weil Sie das Pulver lange satt hält, werden Sie die auch kaum vermissen. Daneben trinken Sie viel, damit der Körper die Abbauprodukte, die bei der Fettverbrennung freigesetzt werden, möglichst schnell ausscheidet.

Reduktionsphase: Auch in der Startphase werden Sie vielleicht schon einen Gewichtsverlust bemerkt haben, denn kaum ist der Stoffwechsel richtig angekurbelt, macht er sich auch schon über die Fettpolster her. In der darauf folgenden Reduktionsphase ist der neue Turbo-Stoffwechsel dann schon so weit eingependelt, dass Sie einmal täglich eine gesunde kohlenhydratarme Mahlzeit essen dürfen, idealerweise am Mittag, die beiden übrigen Mahlzeiten aber noch durch Shakes ersetzen. Die speziell für die Almased-Diät konzipierten Mahlzeiten und das Pulver sorgen dafür, dass weiter kontinuierlich Fett abgebaut wird und Sie Ihrem Wunschgewicht immer näher kommen. Auf den folgenden Seiten erfahren Sie, wie Sie diese Phasen im Alltag gestalten können.

Ihr Powerprogramm: So geht's

Machen Sie sich startklar, denn jetzt steht dem Beginn Ihrer 4-Wochen-Challenge nichts mehr im Weg. Es geht ran an den Speck. Mit Wissen über die Wirkungsweise von Almased sind Sie jetzt bestens gerüstet. Sie brauchen nur noch ein paar Praxistipps und Hintergrundinfos, um wirklich starten zu können.

Pulver dosieren und anrühren

Die Dosierung ist abhängig von Ihrer Körpergröße. Die folgende Tabelle zeigt, welche Pulvermenge pro Shake Sie benötigen. Die Mengen gelten für beide Abnehmphasen.

So viel Almased-Pulver benötigen Sie für 1 Shake

Ihre Körpergröße	Portionsgröße	Almased-Menge
ab 150 cm	5 gehäufte Esslöffel	50 g
ab 160 cm	6 gehäufte Esslöffel	60 g
ab 170 cm	7 gehäufte Esslöffel	70 g
ab 180 cm	8 gehäufte Esslöffel	80 g

Die Flüssigkeiten: Das Pulver rühren Sie mit 200–300 ml Flüssigkeit an, je nach Pulvermenge. Ab 6 Esslöffel Pulver werden Sie mehr als 200 ml brauchen. Nehmen Sie aber nie mehr als 200 ml einer kalorienarmen Flüssigkeit und füllen Sie den Rest mit kalorienfreiem Wasser auf. Die Flüssigkeit darf kalt oder lauwarm sein, aber nicht heiß, denn durch die Hitze würden wertvolle Inhaltsstoffe von Almased zerstört. Am effektivsten sind die Drinks mit einfachem Wasser, weil es keine Kalorien beisteuert. Auch kalorienarme Flüssigkeiten wie fettarme Milch (1,5 % Fett), Kefir oder Buttermilch sind erlaubt, ebenso Milchalternativen ohne Zucker, also Nuss-, Mandel- oder Getreidedrinks oder auch Kokosmilch. Genauso gehen zuckerfreie Tees, Gemüsesäfte oder selbst gemachte Gemüsebrühe (siehe Box, Seite 15). Und wenn Sie zur Abwechslung mal lieber löffeln wollen, sind Magerquark, Joghurt (1,5 % Fett) oder Seidentofu eine gute Basis.

Die Öle: In jeden Shake gehört 1 Esslöffel Öl, denn während der Abnehmphase ist die Versorgung mit wertvollen Omega-3-Fettsäuren ganz wichtig. »Wie bitte?«, werden Sie womöglich denken, »ich soll Fett zugeben, wenn ich doch welches loswerden möchte?«. Aber Fett ist eben nicht gleich Fett. Diese lebenswichtigen Fettsäuren braucht der Körper dringend, sie schmieren den Stoffwechsel regelrecht und Ihr Abnehmerfolg wäre ohne sie sogar gefährdet. Omega-3-Fettsäurenreiche Fette sind Leinöl, Rapsöl, Walnussöl und Sojaöl. Olivenöl hat zwar nur wenige Omega-3-Fettsäuren, aber doch ein gutes Fettsäuremuster und passt zu manchen Shakes einfach geschmacklich am besten.

Viel trinken

Beim Fettabbau fallen viele Stoffwechselprodukte an, die der Körper entsorgen muss. Das kann er am besten, wenn Sie ihn ausreichend mit Flüssigkeit versorgen; 2 ½ –3 Liter pro Tag sollten es schon sein und selbstverständlich sollten die Getränke keine oder kaum Kalorien mitbringen. Besonders Zucker ist tabu, deshalb sind selbst reine

Fruchtsäfte ohne Zuckerzusatz nicht geeignet, denn auch der natürliche Zuckergehalt der Früchte schlägt zu Buche. Trinken Sie mineralstoffreiches Mineralwasser, Kräuter- oder Früchtetees (natürlich ungesüßt) oder auch maximal 2–3 Tassen Kaffee, schwarzen oder grünen Tee am Tag.

Worauf bei den Mahlzeiten achten?

Haben Sie immer einen Blick auf die Kohlenhydrate, denn sie sind es, die das Insulin locken und damit für die Fettspeicherung sorgen. Essen Sie also wenige Kohlenhydrate und nur in der Form, in der sie langsam ins Blut gehen. Der schon erwähnte GI ist ein Maßstab dafür. Verzichten Sie ganz auf Zucker und legen Sie dafür Wert auf ballaststoffreiche Vollkornprodukte. Mehr als 100 g Kohlenhydrate sollten es am Tag nicht sein. Jede Mahlzeit sollte idealerweise mehr Eiweiß als Kohlenhydrate enthalten und eher fettarm sein, aber möglichst die wertvollen Omega-3-Fettsäuren einbeziehen. Die Rezepte entsprechen diesen Prinzipien, unterstützen Sie optimal beim

Selbst gemachte Gemüsebrühe

Eine selbst gemachte Gemüsebrühe darf nach Belieben genossen werden und ist eine schöne Abwechslung, wenn es Sie nach etwas Deftigem gelüstet. Sie ist leicht gemacht: Waschen, putzen und schneiden Sie dafür 1 Kilo Gemüse wie Möhren, Sellerie, Kohlrabi, Blumenkohl, Brokkoli, Pastinaken, Kohlsorten, Tomaten, Paprika, Zwiebeln oder Petersilienwurzeln klein und dünsten es kurz in wenig Wasser in einem großen Topf an. Dann 1 Lorbeerblatt, 3–4 Wacholderbeeren und Kräuter nach Belieben zugeben, knapp 4 Liter Wasser aufgießen und das Ganze 20–30 Min. kochen. Anschließend durch ein Sieb abgießen und portionsweise genießen.

Abnehmen und versorgen Sie mit allen Nährstoffen, die Sie brauchen. Das klappt natürlich nicht immer, aber haben Sie ein Auge darauf, dass die Mahlzeiten so oft wie möglich auf diese Weise zusammengesetzt sind. Zwischen jeder Mahlzeit und jedem Shake sollten 4–6 Stunden liegen.

Die Startphase in der Praxis

Weil es um den schnellen Gewichtsverlust geht, bedeutet das: Je länger Sie die Startphase ausdehnen, desto schneller erreichen Sie auch Ihr Wunschgewicht. Die Startphase kann maximal 7 Tage betragen. So lange kommt Ihr Körper gut mit dem Pulver zurecht, ohne in Mangelzustände zu geraten. Wenn Sie 7 Tage mit den Shakes durchhalten, ist das sehr gut. Wenn nicht, dann versuchen Sie es aber mit mindestens 5 Tagen. Probieren Sie die abwechslungsreichen Shake-Rezepte, dann fällt es leichter.

In der Startphase rühren Sie 3-mal täglich einen Shake an (oder mischen sich alternativ einen Quark o. Ä.). Im Rezeptteil finden Sie dazu leckere Anregungen und viele Geschmacksvariationen. Ein Shake hält Sie 4–5 Stunden satt, Zwischenmahlzeiten oder kleine

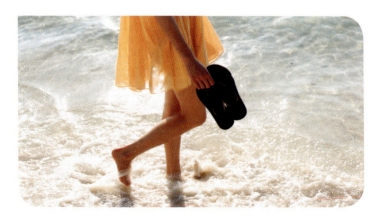

Naschereien zwischendurch werden Sie also sicher nicht brauchen, sie sind auch nicht erlaubt. Und denken Sie daran, viel zu trinken!

Die Reduktionsphase in der Praxis

Wenn die 7 Tage geschafft sind, können Sie sich auf erste echte Mahlzeiten freuen. Einmal täglich wird ein Shake jetzt durch eine kohlenhydratarme Mahlzeit ersetzt. Der Rezeptteil versorgt Sie dazu mit leckeren Verwöhnmahlzeiten, die den Abnehmprinzipien entsprechen und die Pfunde weiter purzeln lassen. Genießen Sie schon die Vorbereitung und zelebrieren dann dieses Highlight des Tages mit Muße. Die beiden anderen Mahlzeiten bestreiten Sie weiterhin mit einem Shake. Nach diesem Konzept gehen Sie bis zum Ende Ihres 4-wöchigen Powerprogramms vor, also ganze 3 Wochen.

Ideal ist es, wenn Ihr Tagesablauf diese Mahlzeit am Mittag zulässt und Sie am Abend wieder einen Shake trinken, denn damit bringen Sie die Fettverbrennung nochmal richtig in Schwung. Abends ist der Körper nicht mehr richtig auf die Verarbeitung von Kohlenhydraten eingestellt, deshalb ist eine Abendmahlzeit nicht ganz so ideal. Wenn Ihr Tagesablauf es aber nicht anders zulässt, geht auch das.

Schlank bleiben: Die Stabilitäts- und Lebensphase

Haben Sie Ihr Wunschgewicht erreicht? Toll! Jetzt fühlen Sie sich bestimmt ohne den lästigen Ballast so prima, dass Sie bereit sind, auch weiterhin etwas Engagement zu zeigen, um nicht wieder zuzulegen. Dann machen Sie weiter: mit 2 Mahlzeiten am Tag und einem Shake, idealerweise am Abend. Diese Stabilitätsphase können Sie maximal 18 Wochen durchführen. In der darauffolgenden 4. Phase – der Lebensphase –, die Sie beliebig ausdehnen und tatsächlich gern lebenslang beibehalten können, essen Sie 3 kohlenhydratarme Mahlzeiten am Tag und trinken zusätzlich täglich einen Almased-Shake. Damit gehören Gewichtsprobleme der Vergangenheit an.

Das 4-Wochen-Programm

Bei der Gestaltung dieser 4 Wochen hilft Ihnen dieses Kapitel. Natürlich müssen Sie nicht genauso vorgehen, sondern können sich Ihre Rezepte für Shakes und Mahlzeiten aus diesem Buch nach Lust und Laune selbst zusammenstellen. Hauptsache, Sie weichen keinen Deut von den Diätvorgaben ab und vergessen auch Ihre sportliche Seite nicht.

Die 4 Wochen im Kurzüberblick

1.–7. Tag: Morgens, mittags und abends jeweils 1 Shake im Abstand von 4–6 Stunden. Keine Zwischenmahlzeiten.

8.–28. Tag: Zweimal täglich 1 Shake plus eine weitere Mahlzeit im Abstand von 4–6 Stunden. Idealerweise ist das mittags eine kohlenhydratreduzierte Mahlzeit mit 400–500 kcal, aber auch ein Frühstück oder eine Abendmahlzeit sind möglich. Keine Zwischenmahlzeiten.

- Shakes werden immer mit mindestens 200 ml Flüssigkeit (je nach Pulvermenge, Seite 13) und 1 Esslöffel Öl angerührt.
- Dazu stets viel trinken. Selbst gemachte Gemüsebrühe ist jederzeit erlaubt und hilft bei Lust auf Deftiges.
- 2- bis 3-mal wöchentlich mindestens 30 Minuten Sport.

In Bewegung kommen

Zusätzlichen Antrieb bekommt Ihr Stoffwechsel durch gezielte Bewegung, die vor allem die Fettverbrennung anheizt. Wie man seit kurzem weiß, ist auch minimale Bewegung im Alltag effektiver, als man sich bisher vorgestellt hat. Wer 2- bis 3-mal in der Woche intensiv Sport treibt, aber in der restlichen Zeit zwischen der Sitzposition am Schreibtisch, im Auto und auf dem Sofa wechselt, wird natürlich fitter als ganz ohne Sport. Aber noch viel besser und gesünder ist es, auch im Alltag in Schwung zu bleiben. Dazu gehören die einfachen Dinge wie, auf den Fahrstuhl zu verzichten und stattdessen die Treppe zu nehmen und tägliche Wege mit dem Fahrrad und nicht mit dem Auto zurückzulegen. Aber auch kleinste Bewegungen machen sich positiv bemerkbar: Stehen Sie bei der Arbeit zum Telefonieren auf und laufen Sie herum, gehen Sie beim Fernsehen in der Werbepause eine Runde durch die Wohnung oder legen Sie beim Staubwischen eine kleine Tanzeinlage ein.

Sport, der an die Fettreserven geht

Aber das alleine reicht leider noch nicht für den durchschlagenden Erfolg Ihre 4-Wochen-Diät. Effektiver erreichen Sie Ihr Ziel, schnell ein paar Kilos loszuwerden, natürlich mit gezielter sportlicher Betätigung als Ergänzung Ihres Ernährungsplans. Für den Sport sollten Sie sich mehrmals in der Woche die Zeit nehmen.

Reine Kraftmeierei in der Muckibude bringt in Sachen Fettverbrennung nicht so viel. Muskeln verbrauchen zwar mehr Energie als Fett, aber das pure Krafttraining ist weniger geeignet, den Fettstoffwechsel anzukurbeln. Gut sind Ausdauersportarten wie Laufen, Radfahren, Walking oder Schwimmen, denn der Fettstoffwechsel braucht ein Weilchen, bis er anspringt. Je länger die Trainingseinheit dauert, desto besser. Auch Fitnessprogramme im Studio wie »Bauch-Beine-Po« sind gut. Die gute Nachricht gerade für Untrainierte: Schnelles Auspowern ist weniger effektiv als moderater, aber dafür länger andauernder Sport. In der ersten Woche der Diät verlieren Sie nur 25 % Ihres Gewichts über Fettreserven, der Rest ist Wasser. Durch Sport kann das Verhältnis schon in der zweiten Woche umgekehrt werden und in der dritten Woche sind es schon 85 % Fett. Durchhalten lohnt sich also. Wenn Sie untrainiert sind, seien Sie keinesfalls zu ehrgeizig, sonst machen Sie zu schnell schlapp oder verletzten sich womöglich. In beiden Fällen ist der Kalorienabbau dann geringer als gewünscht.

So trainieren Sie richtig

Für welche Ausdauersportart Sie sich entscheiden, ist Geschmackssache. Denken Sie aber daran, sich nicht zu überfordern. Sie sollten schon aus der Puste kommen, aber nicht nach dem Sport völlig er-

Training für Einsteiger

- Wenn Sie mit dem Laufen beginnen, dann laufen Sie zunächst nur 2–5 Minuten und legen dann eine 1- bis 2-minütige Gehpause ein, bevor Sie wieder 2–5 Minuten laufen usw. Steigern Sie die Länge der Laufphasen langsam.
- Wenn Sie walken bzw. Nordic Walking machen, dann beginnen Sie zunächst mit 30-Minuten-Einheiten, ebenso beim Radfahren.
- Schwimmen ist auch deshalb gut geeignet, weil für die Erhaltung der Körpertemperatur im kalten Wasser noch zusätzlich Kalorien verbrannt werden. Beim Schwimmen reichen für den Anfang etwa 25 Minuten Schwimmen Sie immer etwa 100 Meter und machen Sie dann erst einmal eine Pause von etwa 40 Sekunden, bevor Sie die nächsten 100 Meter in Angriff nehmen.

ledigt sein. Versuchen Sie, etwa 65 % Ihrer maximalen Herzfrequenz zu erreichen, mehr nicht. Mit einer Pulsuhr können Sie das kontrollieren.

Planen Sie für Ihre Sporteinheiten 2- bis 3-mal wöchentlich mindestens je eine halbe Stunde Sport ein, am besten zu festen Uhrzeiten – die Regelmäßigkeit macht es leichter. Wenn Sie können, dann steigern Sie die Dauer allmählich.

Für alle Sportarten gilt: Gerade Untrainierte haben besonders bei den ersten Malen schöne Erfolgserlebnisse, nahezu mit jeder Trainingseinheit geht es ein bisschen länger, ein bisschen schneller oder ein bisschen weiter. Das motiviert! Rechnen Sie aber nicht damit, dass das immer so weitergeht und Sie irgendwann spielend die Marathondistanz wuppen. Wenn Sie merken, dass eine weitere deutliche Steigerung jetzt nicht mehr so leicht zu erreichen ist, dann bleiben Sie bei Ihrem Pensum. Damit halten Sie Ihren Stoffwechsel bestens in Schwung, ohne zu viel von Ihrem Körper zu verlangen.

Wie Sie Ihrem Stoffwechsel zusätzlich Beine machen

Eine ganz zentrale Wirkung von Almased ist die Ankurbelung des Stoffwechsels, was den Fettabbau fördert. Es gibt noch ein paar weitere Tricks, mit denen Sie Ihren Stoffwechsel in Galopp versetzen können, um Ihren Abnehmerfolg weiter zu beschleunigen.

Kälte: Kälte ist gut, denn Kälte veranlasst Ihren Körper dazu, Energie zur Regulierung der Körpertemperatur zu mobilisieren. Sie verbrennen also mehr Kalorien. Es braucht natürlich Überwindung, unter die kalte Dusche zu springen oder auch mal nicht ganz so dick eingemummelt nach draußen zu gehen, aber denken Sie dabei einfach an die Wirkung, die Sie damit erzielen. Auch von innen ist Kaltes gut, besonders kaltes Wasser. Das Trinken von kaltem Wasser regt zudem noch die Verdauung an.

Gewürze: Manche Gewürze haben einen ähnlichen Effekt. Sie fördern durch ihre Schärfe oder über bestimmte Inhaltsstoffe die Wärmeerzeugung des Körpers, verbessern ebenfalls die Verdauung und erhöhen die Nährstoffaufnahme. Gute Abnehmhelfer sind Cayennepfeffer, Kreuzkümmel, Kurkuma, Curry, Zimt und Ingwer. Tipp: Trinken Sie während der Diät öfter mit heißem Wasser aufgebrühten frisch geriebenen Ingwer. Er kurbelt nicht nur den Stoffwechsel an, sondern hilft auch dabei, die durch die Fettverbrennung freigesetzten Gifte auszuscheiden.

Der Plan für die 1. Woche

Feste Pläne helfen vielen Menschen beim Durchhalten. Wenn das bei Ihnen auch so ist, dann orientieren Sie sich in der ersten Woche einfach an den Vorschlägen in der folgenden Tabelle – oder genießen Sie Ihre täglichen Shake-Mahlzeiten nach Lust und Laune.

Vorschläge für Ihre Reduktionswoche

	morgens	mittags	abends
1. Tag	Blue Monday (Seite 32)	Creamy Tomato (Seite 39)	Grüner Kräuterkefir (Seite 34)
2. Tag	Mango-Sojamilch (Seite 32)	Chili-Paprika (Seite 34)	Pestoshake (Seite 39)
3. Tag	Schoko-Koko (Seite 36)	Erdbeeren und grüner Pfeffer (Seite 33)	Gurken-Ayran (Seite 33)
4. Tag	Mandelshake (Seite 36)	Minz-Limetten-Matcha (Seite 37)	Creamy Tomato (Seite 39)
5. Tag	Gurken-Ayran (Seite 33)	Curry-Koko (Seite 40)	Chili-Paprika (Seite 34)

	morgens	mittags	abends
6. Tag	Chai Latte (Seite 37)	Pestoshake (Seite 39)	Schoko-Koko (Seite 36)
7. Tag	Sunny Orange (Seite 40)	Grüner Kräuterkefir (Seite 34)	Mandelshake (Seite 36)

Pläne für Wochen 2–4

In den folgenden 3 Wochen dürfen Sie einen der 3 Shakes durch eine richtige Mahlzeit ersetzen. Am besten essen Sie diese mittags; doch wenn es Ihnen besser passt, können Sie auch Frühstücks- oder Abendshake durch eine feste Mahlzeit ersetzen. Die Rezepte in den Kategorien Frühstücke, warme Gerichte und kalte Gerichte liefern Ihnen dazu Anregungen. Wenn Sie mögen, orientieren Sie sich an der folgenden Wochen-Tabelle. Diese macht Ihnen Vorschläge für alle Mahlzeiten, Sie entscheiden sich jeweils für eine dieser Mahlzeiten am Tag, die beiden anderen Mahlzeiten bestehen dann aus Almased-Shakes.

Wochen 2–4: Wählen Sie jeweils 1 feste Mahlzeit pro Tag + 2 Shakes

	morgens	mittags	abends
1. Tag der Woche	Blue Monday (Seite 32) oder Heidelbeer-Mandel-Pancakes (Seite 45)	Chili-Paprika (Seite 34) oder Polentatörtchen mit Zucchini (Seite 66) und 1 Mohn-Himbeer-Muffin (Seite 46)	Curry-Koko (Seite 40) oder Quark-Gemüse-Gratin mit Kerbel (Seite 69)
2. Tag der Woche	Schoko-Koko (Seite 36) oder Blinis mit Avocado-Lachs-Salsa (Seite 49)	Creamy Tomato (Seite 39) oder Seelachs mit Senf-Curry-Sauce (Seite 74)	Erdbeeren und grüner Pfeffer (Seite 33) oder Orientalischer Kohlsalat (Seite 78)

	morgens	mittags	abends
3. Tag der Woche	Mango-Sojamilch (Seite 32) oder Mohn-Himbeer-Muffins (Seite 46)	Erdbeeren und grüner Pfeffer (Seite 33) oder Fenchel-Orangen-Salat mit Oliven (Seite 84)	Gurkenayran (Seite 33) oder Auberginen-Lachs-Lasagne (Seite 73)
4. Tag der Woche	Mandelshake (Seite 36) oder Omelette Caprese (Seite 48)	Pestoshake (Seite 39) oder Asia-Schweinegeschnetzeltes (Seite 60)	Grüner Kräuterkefir (Seite 34) oder Spinatgnocchi mit Petersilienbutter (Seite 62)
5. Tag der Woche	Mango-Sojamilch (Seite 32) oder Kokoscrunch-Müsli mit Erdbeeren (Seite 44)	Curry-Koko (Seite 40) oder Blumenkohl-Kokos-Suppe mit Makrele (Seite 53) und Shiitake-Omelette (Seite 63)	Chai Latte (Seite 37) oder Salamipizza mit Blumenkohlboden (Seite 56)
6. Tag der Woche	Chai Latte (Seite 37) oder Gefüllte Meerrettich-eier (Seite 46)	Chili-Paprika (Seite 34) oder Tatar-Frikadellen mit gebratenem Tomatensalat (Seite 59)	Schoko-Koko (Seite 36) oder Ofengemüsesalat mit Schafskäse (Seite 87)
7. Tag der Woche	Sunny Orange (Seite 40) oder Pfirsichjoghurt mit Hüttenkäse (Seite 45)	Gurkenayran (Seite 33) oder Joghurt-Zucchini-Suppe (Seite 54) und Kichererbsen-Hähnchen-Wraps (Seite 83)	Minz-Limetten-Matcha (Seite 37) oder Fruchtiger Garnelensalat (Seite 80)

Wenn der Motivation die Puste ausgeht

Klar, 4 Wochen diszipliniert am Ball bleiben ist nicht leicht – aber mit diesen Tipps etwas leichter. Bei einer Diät ist vieles erst einmal ungewohnt und – seien wir ehrlich – es kann auch manchmal ganz schön wehtun. Das Essen fällt am Anfang ganz aus und auch zu den Sporteinlagen gehört immer mal wieder Überwindung. Ein paar Tricks können helfen.

Bewegen, trinken, essen

Almased schützt Sie durch seine spezielle Zusammensetzung vor Heißhungerattacken, aber natürlich kann Sie dennoch hin und wieder die Lust, auf etwas zu beißen, überkommen. Kommen Sie in solchen Situationen in Bewegung, schaffen vielleicht sogar idealerweise eine Sporteinheit, dann haben Sie gleich zwei Fliegen mit einer Klappe geschlagen: Sie kurbeln den Stoffwechsel an und lenken sich selbst von gefährlichen Essensgelüsten und Hungergefühlen ab. Bewegung ist bei Hunger oder Appetit sehr effektiv. Und trinken Sie, denn es kommt nicht selten vor, dass man Durst mit Hunger verwechselt. Wenn Sie essen, dann tun Sie dies langsam und bewusst. Kauen Sie jeden Bissen sorgfältig und genießen Sie den Geschmack. So hat das Gehirn auch ausreichend Zeit zu registrieren, wann Sie satt sind, denn dazu braucht es etwa 20 Minuten.

Belohnen Sie sich!

Sie müssen in mancher Hinsicht jetzt streng zu sich sein, sich aber auch manchmal belohnen, sonst kommt es zu Frust. Gönnen Sie sich deshalb hin und wieder Dinge, die Sie gernhaben: einen guten Film schauen, in die Sauna oder mit Freunden treffen. Das lenkt nicht nur ab, sondern tut gut und motiviert letztlich auch dazu, am Ball zu bleiben. Um nicht in Versuchung zu geraten, verbannen Sie Süßigkeiten und andere Dickmacher restlos aus Küchen- und Kühlschrank. Und wenn Sie doch mal wieder auf die Pirsch in Richtung Kühlschrank gehen, dann schreckt Sie vielleicht ein Bikinifoto Ihres moppeligen Ichs auf der Kühlschranktür davon ab, wirklich zuzugreifen. Hunger auf Süßes können Sie übrigens auch durch Zähneputzen eindämmen. Auch hilfreich: Messen Sie Ihren Diäterfolg mit täglichem Wiegen und dokumentieren Sie Ihren Gewichtsverlust als grafische Kurve, die Sie mit Befriedigung schön bergab gehen sehen. Lassen Sie sich dabei aber von möglichen kleinen Ausreißern nach oben nicht irritieren.

Ein Wort zu den Rezepten

Die Rezepte stellen größtenteils eine vollständige Mahlzeit dar und unterstützen Sie optimal beim Abnehmen.

Sie enthalten:
- reichlich sättigende Proteine aus Fleisch, Fisch, Milchprodukten oder pflanzlichen Quellen wie Tofu oder Hülsenfrüchten.
- keine schlechten »Dickmacher-Fette«, aber kleine Portionen an gesunden, pflanzlichen Ölen, die Sie mit den wichtigen Omega-3-Fettsäuren versorgen und das Abnehmen ebenfalls unterstützen.
- im Verhältnis besonders wenig Kohlenhydrate sowie gar keine leeren Kohlenhydrate wie Zucker und Weißmehlprodukte, die den Blutzucker in die Höhe treiben und zu Heißhunger führen würden. Das heißt, sie haben einen sehr günstigen GI und enthalten die richtige Menge an ballaststoffreichen, vitaminreichen Lebensmitteln wie Gemüse, Salat oder Obst.
- ausgewählte Gewürze, die für exquisiten Geschmack sorgen und den Stoffwechsel zusätzlich anregen.

Pfeffer und Salz werden nicht extra in der Zutatenliste genannt, die beiden Gewürze hat vermutlich jeder zu Hause; verwenden Sie frisch gemahlenen schwarzen Pfeffer, damit alle wertvollen Inhaltsstoffe voll zur Geltung kommen.

Die Rezepte sind in die Kategorien Shakes, Frühstücke, warme Gerichte und kalte Gerichte unterteilt. In der ersten Woche bedienen Sie sich 3-mal pro Tag bei den Shakes und in den nächsten 3 Wochen wählen Sie eine Mahlzeit aus den 3 anderen Kategorien und genießen noch 2 Shakes als Mahlzeitenersatz pro Tag. Besonders kalorienarme Rezepte können Sie auch kombinieren, aber achten Sie darauf, dass Sie nie mehr als 500 kcal bei einer Mahlzeit aufnehmen. So können Sie beispielsweise einen Muffin nach einer Suppe genießen. In der ersten Woche nehmen Sie so täglich um die 1000 kcal zu sich und in der 2.–4. Woche maximal 1500 kcal.

Nährwerte und Abkürzungen

Unter jedem Rezept finden Sie folgende Nährwertangaben pro Portion:

- kcal: Kilokalorien
- E: Eiweiß
- F: Fett
- KH: Kohlenhydrate

Weitere Abkürzungen:

- g: Gramm
- TL: Teelöffel
- EL: Esslöffel

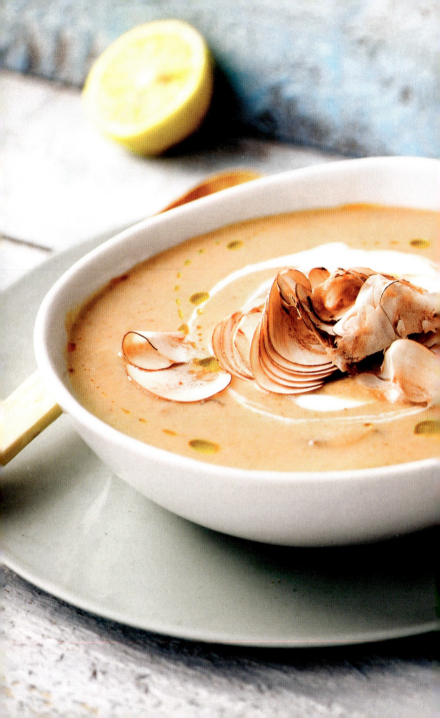

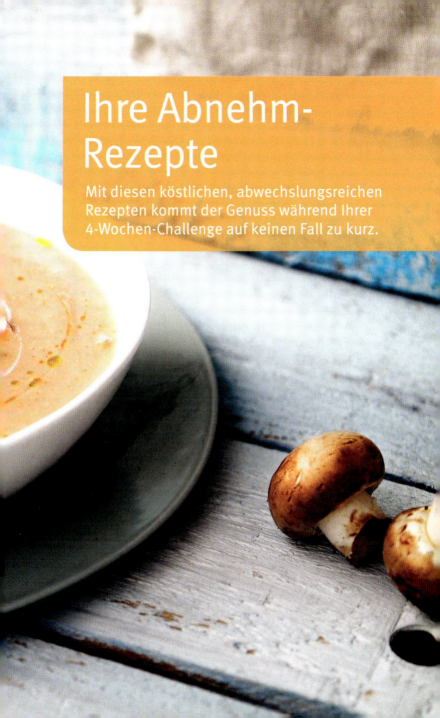

Ihre Abnehm-Rezepte

Mit diesen köstlichen, abwechslungsreichen Rezepten kommt der Genuss während Ihrer 4-Wochen-Challenge auf keinen Fall zu kurz.

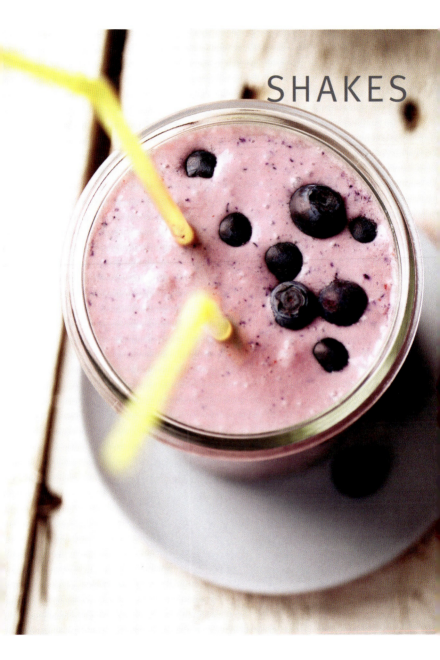

SHAKES

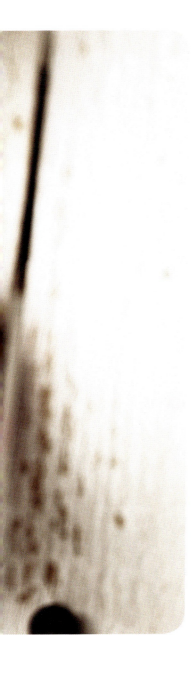

Morgens, mittags, abends: Gerade in der ersten Woche, in der Sie sich nahezu ausschließlich von Almased-Shakes ernähren, wird es irgendwann eintönig, denn wer kann schon eine Woche lang ein und dasselbe mit der immer gleichen Begeisterung genießen? Damit Sie nicht schwach werden, weil es Sie mal nach einem anderen Geschmackserlebnis auf der Zunge gelüstet, finden Sie in diesem Kapitel leckere Shakes in allen Geschmacksrichtungen.

Ob süß, herzhaft, fruchtig oder pikant-scharf, ob mit leckeren Früchten, Gemüse, Milchprodukten oder mit ausgewählten Kräutern und Gewürzen, die sogar den Stoffwechsel anregen: Hier wird geschmacklich jede Menge Abwechslung geboten und Sie finden garantiert schnell Ihre persönlichen Lieblingsshakes, mit denen in allen 4 Wochen der Diät keine Langeweile aufkommen wird.

◂ Blue Monday (Seite 32)

Üppiger Fruchtgeschmack
Mango-Sojamilch

Für 1 Portion
⏲ 5 Min.

50 g Fruchtfleisch einer reifen Mango • 2 EL frisch gepresster Orangensaft • 200 ml Sojamilch • 1 EL Rapsöl • 50 g Almased

● Mangofruchtfleisch grob zerkleinern und pürieren. Mit Orangensaft, Sojamilch, Öl und Almased in einem großen Glas gründlich verrühren.

Nährwerte
380 kcal • 34 g E • 15 g F • 27 g KH

Einfach mal blau machen
Blue Monday

Für 1 Portion
⏲ 5 Min.

100 g Heidelbeeren • 100 ml Milch (1,5 % Fett) • 80 g Joghurt (1,5 % Fett) • 1 EL Walnussöl • 50 g Almased

● Heidelbeeren waschen und abtropfen lassen. Einige Heidelbeeren für die Dekoration beiseitelegen. Die übrigen Beeren mit Milch, Joghurt, Öl und bei Bedarf etwas Wasser mixen. Dann Almased gründlich unterrühren.

● Shake in ein großes Glas füllen. Mit den übrigen Heidelbeeren dekorieren.

Nährwerte
335 kcal • 33 g E • 20 g F • 30 g KH

Tolle Erfrischung

Gurken-Ayran

Für 1 Portion
⏱ 5 Min.

80 g Salatgurke • 20 g rote Zwiebel • 150 ml Ayran • 1 EL Zitronensaft • 1 EL Rapsöl • kohlensäurehaltiges Mineralwasser • 50 g Almased • 1 Msp. Cayennepfeffer

● Gurke und Zwiebel schälen und pürieren. Dann mit Ayran, Zitronensaft und Öl in einem großen Glas verrühren.

● Nach Bedarf noch mit etwas Mineralwasser verdünnen. Almased gründlich einrühren und mit Cayennepfeffer nach Belieben abschmecken.

Nährwerte
355 kcal • 30 g E • 16 g F • 22 g KH

Beliebte Kombination

Erdbeeren und grüner Pfeffer

Für 1 Portion
⏱ 6 Min.

125 ml Kefir • 75 ml kohlensäurehaltiges Mineralwasser • 1 EL Walnussöl • 50 g Erdbeeren • ½ TL eingelegter grüner Pfeffer • 50 g Almased • 1 Prise gemahlene Vanille

● Kefir, Mineralwasser und Öl verrühren. Erdbeeren waschen und putzen, 2 Erdbeeren beiseitelegen und die restlichen Früchte mit dem grünen Pfeffer pürieren und zugeben.

● Almased und Vanille gut unterrühren. Shake in ein großes Glas geben. Restliche Erdbeeren halbieren und den Shake damit garnieren.

Nährwerte
380 kcal • 31 g E • 18 g F • 23 g KH

Regt den Stoffwechsel an
Chili-Paprika

Für 1 Portion
◎ 8 Min.

50 g rote Spitzpaprika • 4–5 Blättchen Basilikum • 75 g Joghurt (1,5 % Fett) • 75 ml Milch (1,5 % Fett) • 1 EL Rapsöl • 50 g Almased • 1–2 Prisen Cayennepfeffer • getrocknete italienische Kräuter

● Paprika waschen, grob zerkleinern und zusammen mit den Basilikumblättchen pürieren. Mit Joghurt, Milch, Öl und 50 ml Wasser mixen, dann Almased gründlich unterrühren und mit Cayennepfeffer, Salz und getrockneten Kräutern abschmecken.

Nährwerte
374 kcal • 33 g E • 16 g F • 26 g KH

Mit supergesunden Kräutern
Grüner Kräuterkefir

Für 1 Portion
◎ 5 Min.

½ Bund Petersilie • 1 Bund Dill • 100 ml Kefir (1,5 % Fett) • 1 EL Leinöl • 50 g Almased

● Petersilie und Dill waschen und trocken schütteln. Einige Dillstängel für die Dekoration beiseitelegen, die restlichen Kräuter fein hacken. Mit Kefir und Leinöl mixen, bis alles gut vermischt ist.

● Kräuterkefir mit Pfeffer und Salz abschmecken und mit Almased gründlich verrühren. In ein großes Glas füllen, mit 100 ml Wasser auffüllen und mit den restlichen Dillstängeln garnieren.

Nährwerte
375 kcal • 30 g E • 20 g F • 19 g KH

❖ Grüner Kräuterkefir

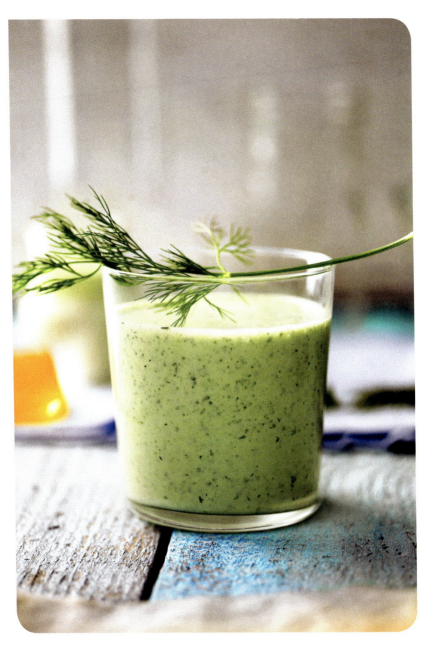

Mit wärmenden Gewürzen
Mandelshake

Für 1 Portion
⊙ 3 Min.

200 ml Mandelmilch • 10 g gemahlene Mandeln • 1 EL Leinöl • ½ TL Zimt • 50 g Almased • 1 Msp. gemahlene Vanille + 1 Prise zum Bestreuen

● Mandelmilch mit gemahlenen Mandeln, Öl, Zimt, Almased und Vanille in einem großen Glas miteinander verrühren und mit etwas gemahlener Vanille bestreuen.

Nährwerte
360 kcal • 28 g E • 17 g F • 22 g KH

Super schokoladig
Schoko-Koko

Für 1 Portion
⊙ 5 Min.

1 TL Kakaopulver (ungesüßt) • 100 ml Kokosmilch • 100 ml Milch (1,5 % Fett) • 1 EL Sojaöl • 3 Eiswürfel • 50 g Almased • ½ TL Kokosraspel

● Kakaopulver mit Kokosmilch, Milch, Öl, Eiswürfeln und Almased in einen Cocktailshaker oder ein Schraubglas mit Deckel geben und kräftig schütteln.

● Den Drink in ein großes Glas gießen. Mit Kokosraspeln garnieren.

Nährwerte
380 kcal • 32 g E • 18 g F • 23 g KH

Shakes

Für kuschelige Stimmung
Chai Latte

Sommerlich-erfrischend
Minz-Limetten-Matcha

Für 1 Portion
⊙ 6 Min. + Zieh- und Abkühlzeit

2 Chai-Teebeutel • 100 ml Sojamilch • 1 EL Rapsöl • 50 g Almased • 1 Prise Kreuzkümmel • 1 Prise Kardamom • ¼ TL Zimt

- Den Tee mit 100 ml kochendem Wasser zubereiten, nach Packungsanweisung ziehen und lauwarm abkühlen lassen.

- In einem großen Glas mit der Sojamilch und dem Öl verrühren. Almased zugeben und gründlich verrühren. Mit den Gewürzen abschmecken.

Nährwerte
310 kcal • 30 g E • 14 g F • 17 g KH

Für 1 Portion
⊙ 10 Min. + Abkühlzeit

2 Beutel grüner Tee • ½ Bio-Limette • 4 Minzeblättchen • 1 TL Matcha • 1 EL Sojaöl • 50 g Almased

- Tee mit 200 ml heißem Wasser überbrühen und 3–5 Min. ziehen lassen. Dann abkühlen lassen.

- Limettenschale abreiben und die Minzeblättchen in Streifen schneiden. Beides zusammen mit Matcha, Öl und Almased in den kalten Tee rühren.

Nährwerte
325 kcal • 28 g E • 16 g F • 17 g KH

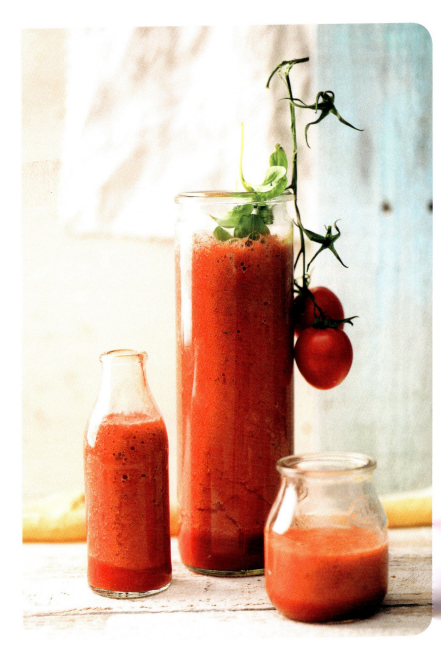

Herzhafter Drink

Creamy Tomato

Für 1 Portion
⏲ 5 Min.

200 ml Tomatensaft • 40 g Fruchtfleisch einer reifen Avocado • 5–6 Basilikumblättchen • etwas kohlensäurehaltiges Mineralwasser • 1 EL Olivenöl • 3 Eiswürfel • 1–2 Tropfen Tabasco • 50 g Almased

● Tomatensaft, Avocadofruchtfleisch, 3–4 Basilikumblättchen, Mineralwasser, Öl, je 1 Prise Salz und Pfeffer und Eiswürfel im Mixer fein pürieren.

● Mit dem Tabasco abschmecken, dann Almased gründlich unterrühren und in ein großes Glas füllen; mit den restlichen Basilikumblättchen dekorieren.

Nährwerte
380 kcal • 28 g E • 21 g F • 20 g KH

◁ Creamy Tomato

All italiana

Pestoshake

Für 1 Portion
⏲ 5 Min.

2 Knoblauchzehen • 50 g Rukola • 1 TL Cashewmus • 200 ml Milch (1,5 % Fett) • 1 TL Olivenöl • 50 g Almased

● Knoblauch schälen und grob hacken, Rukola waschen und trocken schleudern. Beides zusammen im Mixer pürieren. 1 EL davon abmessen und weiterverwenden, den Rest für den nächsten Shake kühl aufbewahren. (Kleinere Mengen lassen sich schwer pürieren.)

● Die Rukolamischung mit Cashewmus, Milch und Olivenöl in einem großen Glas verrühren und mit Salz und Pfeffer abschmecken. Almased gründlich unterrühren.

Nährwerte
374 kcal • 37 g E • 12 g F • 30 g KH

Ingwer hilft abzunehmen

Curry-Koko

Für 1 Portion
⊙ 5 Min.

175 ml Kokosmilch • 25 ml kohlensäurehaltiges Mineralwasser • 1 EL Rapsöl • 2 TL Curry • ½ TL Kurkuma + etwas zum Garnieren • ¼ TL frisch geriebener Ingwer • 50 g Almased

● Kokosmilch, Mineralwasser, Öl, Gewürze und Almased gründlich miteinander verrühren. Mit etwas Kurkumapulver garnieren.

Nährwerte
300 kcal • 27 g E • 13 g F • 18 g KH

Fruchtig lecker

Sunny Orange

Für 1 Portion
⊙ 5 Min.

3 Aprikosen (150 g Nettogewicht) • 100 ml Buttermilch • 100 ml ungesüßter Möhrensaft • 1 EL Walnussöl • 50 g Almased

● Aprikosen waschen, halbieren und entsteinen. Grob zerkleinern und mit Buttermilch, Möhrensaft und Öl mixen, bis alles gut vermengt ist.

● Dann das Almased gründlich unterrühren. Den Drink in ein großes Glas füllen.

Nährwerte
310 kcal • 32 g E • 14 g F • 37 g KH

❯❯ Sunny Orange

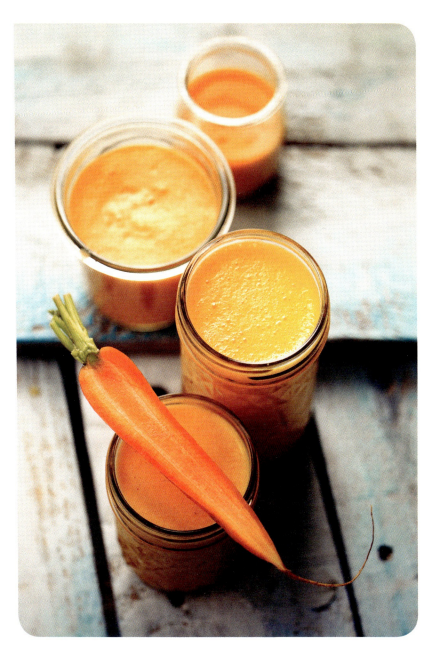

FRÜHSTÜCKE

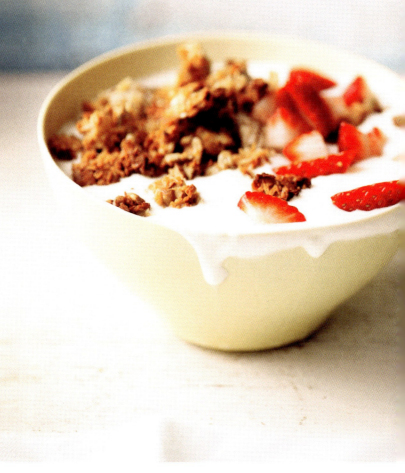

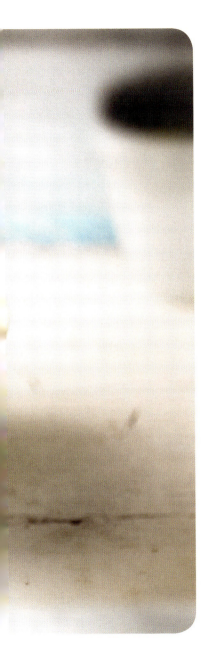

Manchmal lässt es der Alltag während der Diätphase einfach nicht zu, die tägliche »echte« Mahlzeit mittags oder abends zu genießen. Dann gönnen Sie sich eben stattdessen ein leckeres Frühstück, das viele wertvolle Nährstoffe mitbringt, lange satt hält und den Tag schon mit einer ganz besonderen Mahlzeit schwungvoll beginnen lässt.

Wer es morgens schon deftig mag, wählt aus pikanten Zubereitungen wie Omelette oder Blinis, Süß-Frühstücker haben dagegen die Wahl zwischen Müsli, Fruchtjoghurts, Pancakes und Gebäck. Natürlich alles stets besonders kohlenhydratarm und mit figurfreundlichem GI. Mittags und abends gibt's dann noch einen leckeren Shake ganz nach Geschmacksvorliebe und Appetit.

◂ Kokoscrunch-Müsli mit Erdbeeren (Seite 44)

Die Crunchy-Mischung reicht für 5 Müsli-Frühstücke

Kokoscrunch-Müsli mit Erdbeeren

Für 2 Portionen
⏲ 10 Min. + 65 Min. für die Crunchy-Mischung

Für die Crunchy-Mischung
- 4 Eiweiß
- 200 g Kokosraspel
- 100 g gemahlene Mandeln
- 100 g Sonnenblumenkerne
- 50 g gehackte Mandeln
- 50 g gehackte Walnüsse
- 1 TL Honig

Für das Müsli
100 g Erdbeeren
- 100 g Crunchy-Mischung (s. o.)
- 100 g Joghurt (1,5 % Fett)
- 100 g Milch (1,5 % Fett)

● Für die Crunchy-Mischung den Backofen auf 130 °C Ober-/Unterhitze vorheizen. Alle Zutaten bis auf den Honig in einer Schüssel verrühren. Mit so viel lauwarmem Wasser mischen, bis die Masse krümelig wird.

● Auf einem mit Backpapier belegten Backblech verteilen, den Honig darüberträufeln und im Ofen 1 Std. backen. Nach etwa 30 Min. umrühren, damit die Crunchy-Mischung gleichmäßig knusprig und braun wird. Anschließend gut auskühlen lassen und in einem Gefäß verschlossen und trocken lagern.

● Für das Müsli die Erdbeeren waschen, putzen und kleinschneiden. 100 g der Crunchy-Mischung mit Joghurt und Milch vermischen und die Erdbeeren unterheben.

Nährwerte
295 kcal • 11 g E • 22 g F • 13 g KH

Auch lecker mit Birne
Pfirsichjoghurt mit Hüttenkäse

Für 2 Portionen
⊘ 10 Min.

300 g Joghurt (1,5 % Fett) • 50–100 ml kohlensäurehaltiges Mineralwasser • 1 EL frisch gepresster Zitronensaft • ½ TL Honig • 100 g Hüttenkäse • 1 Pfirsich (ca. 100 g) • 1 EL Leinsamen • 1 EL gehackte Mandeln

● Joghurt mit dem Mineralwasser und dem Zitronensaft verrühren, mit Honig abschmecken und Hüttenkäse unterrühren.

● Pfirsich waschen, entsteinen und in Würfel schneiden. Joghurt in 2 Schälchen verteilen, Leinsamen und Mandeln darüberstreuen und die Pfirsichstücke darauf verteilen.

Nährwerte
220 kcal • 15 g E • 11 g F • 15 g KH

Ohne Getreidemehl
Heidelbeer-Mandel-Pancakes

Für 2 Portionen
⊘ 20 Min.

60 g Heidelbeeren • 100 g Mandelmehl • 1 TL Backpulver • 1 Prise gemahlene Vanille • 150 ml Milch (1,5 % Fett) • 2 Eier • 2 TL Butter

● Heidelbeeren waschen und abtropfen lassen. Mandelmehl mit Backpulver, Vanille und 1 Prise Salz mischen und die Milch unterrühren. Eier trennen und die Eigelbe in die Mischung rühren. Die Eiweiße steif schlagen und am Schluss zusammen mit den Heidelbeeren unterheben.

● Butter in einer Pfanne erhitzen und die Pancakes darin nach und nach auf beiden Seiten goldbraun backen.

Nährwerte
420 kcal • 21 g E • 33 g F • 10 g KH

Frühstücke

Besonders pikant
Gefüllte Meer-retticheier

Für 2 Portionen
⏱ 20 Min.

4 Eier • 3 EL Joghurt (1,5 % Fett) • ½ TL Meerrettich (Glas) • 80 g geräucherte Putenbrustscheiben • 1 EL Saft und ¼ abgeriebene Schale von 1 Bio-Limette • ½ Kästchen Kresse

● Eier 8–10 Min. hart kochen und pellen.

● Joghurt mit Meerrettich glatt rühren. Mit Salz und Pfeffer würzen. Die Putenbrustscheiben fein schneiden und mit Limettensaft und -schale mischen. Salzen und pfeffern.

● Eier längs halbieren, Eigelbe herauslösen und fein hacken. Eihälften mit der Meerrettichcreme, dem gehacktem Eigelb und der Putenbrust füllen. Mit Kresse bestreuen.

Nährwerte
210 kcal • 23 g E • 11 g F • 3 g KH

Schon abends backen
Mohn-Himbeer-Muffins

Für 6 Portionen (12 Stücke)
⏱ 10 Min. + 25 Min. Backzeit

2 Eier • 1 Spritzer Zitronensaft • 2 TL Kokosöl • 1 Msp. gemahlene Vanille • 1 Msp. Stevia • 200 g gemahlene Mandeln • 1 TL Zimt • 50 g Mohn • 150 g Joghurt (1,5 % Fett) • 100 g TK-Himbeeren • 20 g ganze Mandeln

● Backofen auf 180 °C Ober-/Unterhitze vorheizen.

● Alle Zutaten bis auf Himbeeren und ganze Mandeln verrühren. Dann die Himbeeren unterheben und den Teig in die Mulden einer 12er-Silikon-Muffinform füllen.

● Mandeln grob hacken und über den Teig streuen. Muffins im Ofen 25 Min. backen.

Nährwerte:
155 kcal • 7 g E • 13 g F • 2 g KH

❯❯ Mohn-Himbeer-Muffins

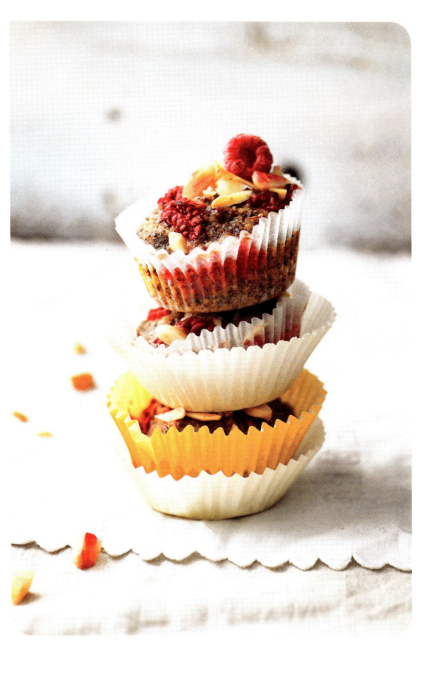

Schnell gemachtes warmes Frühstück Italian style

Omelette Caprese

Für 2 Portionen
⊘ 20 Min.

- 2 Eier (Größe M)
- 4 EL Milch (1,5 % Fett)
- 1 TL Olivenöl
- 1 Kugel Mozzarella (125 g)
- 3–4 Basilikumzweige
- 200 g Tomaten
- 2 kleine Scheiben Vollkornbrot (ca. 60 g)

● Eier, Milch, Salz und Pfeffer mit einer Gabel leicht verquirlen. Den Boden einer beschichteten Pfanne mit der Hälfte des Öls ausstreichen und erhitzen. Die Hälfte der verquirlten Eiermasse hineingeben und durch Schwenken der Pfanne gleichmäßig verteilen.

● Mozzarella in Scheiben schneiden und die Hälfte davon auf einer Omelettehälfte verteilen. Das Basilikum waschen, trocken schütteln und in Streifen schneiden. Die Hälfte davon ebenfalls auf das Omelette streuen, zusammenklappen und das Omelette fertig backen. Mit der restlichen Eiermasse ebenso verfahren.

● Die Tomaten waschen, in Scheiben schneiden, salzen und pfeffern und auf die Omelettes legen. Dazu je eine Scheibe Vollkornbrot servieren.

Nährwerte
375 kcal • 22 g E • 22 g F • 22 g KH

Am besten Teig schon am Vorabend zubereiten und kühl stellen

Blinis mit Avocado-Lachs-Salsa

Für 2 Portionen
⊙ 20 Min. + 50 Min. Gehzeit

Für die Blinis
- 50 ml Milch (1,5 % Fett)
- 10 g frische Hefe
- 1 Prise Zucker
- 75 g Buchweizenmehl
- 1 Ei
- 2 TL Rapsöl

Für die Salsa
- 200 g Avocado-Fruchtfleisch
- 1 TL Saft und ½ TL abgeriebene Schale von 1 Bio-Limette
- 150 g Räucherlachs

● Milch lauwarm erwärmen und die Hefe mit dem Zucker darin auflösen. Mit der Hälfte des Buchweizenmehls zu einem Vorteig verrühren und 20 Min. gehen lassen. Dann den Vorteig mit restlichem Buchweizenmehl, Eiern und 1 Prise Salz zu einem zähflüssigen Teig verrühren. Wieder 30 Min. gehen lassen.

● In der Zwischenzeit das Avocado-Fruchtfleisch fein würfeln und mit Limettensaft und -schale mischen. Den Lachs fein würfeln, unterheben und mit Salz und Pfeffer abschmecken.

● Öl in einer großen beschichteten Pfanne erhitzen. Den Teig esslöffelweise hineingeben und die Blinis von beiden Seiten jeweils 2 Min. goldbraun braten. Mit der Salsa servieren.

Nährwerte
390 kcal • 25 g E • 21 g F • 25 g KH

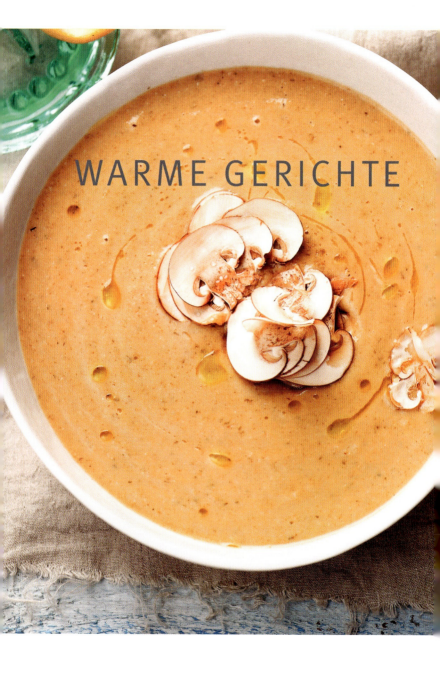

WARME GERICHTE

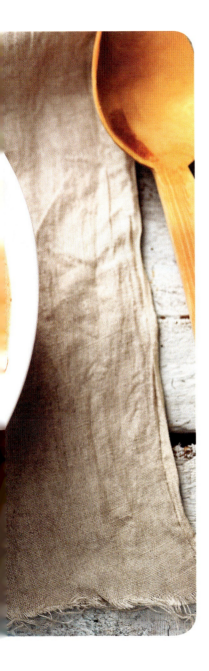

Wenn die reine Shake-Woche vorüber ist und Sie einmal täglich auch eine feste Mahlzeit genießen dürfen, ist es ideal, diese in der Mittagszeit einzunehmen und sowohl zum Frühstück als auch zum Abendessen einen Almased-Shake zu trinken. Aber vielleicht haben Sie mittags weder Zeit noch Muße, sich an den Herd zu stellen, sodass Sie die tägliche Mahlzeit auf den Abend verlegen. Auch kein Problem – erlaubt ist, was gefällt.

Wählen Sie aus den abwechslungsreichen Rezepten für cremige Suppen, Leckerem mit Fleisch und Fisch oder aus den köstlichen vegetarischen Gerichten, was Sie mögen, und genießen Sie sie mit dem Bewusstsein, sich etwas Gutes zu tun. Jede Mahlzeit sollte nicht mehr als 500 kcal haben, sodass sich sogar in manchen Fällen zwei Rezepte mit besonders wenig Kalorien zu kleinen Menüs kombinieren lassen.

◂ Champignoncremesuppe (Seite 52)

Warme Gerichte

Saisonal erhältliche Pilze oder Shiitake eignen sich ebenfalls

Champignoncremesuppe

Für 2 Portionen
⏲ 40 Min.

- 15 g getrocknete Steinpilze
- 300 g braune Champignons
- 1 Zwiebel
- 1 Knoblauchzehe
- 2 Thymianzweige
- 1 EL Öl
- 500 ml Gemüsebrühe
- 1–2 EL frisch gepresster Zitronensaft
- 75 ml Sojacreme

● Die getrockneten Steinpilze mit 250 ml kochendem Wasser übergießen und 15 Min. einweichen.

● In der Zwischenzeit die Champignons waschen, putzen und vierteln. Zwiebel und Knoblauch schälen und fein würfeln. Thymian waschen und die Blättchen abzupfen.

● Das Öl in einem Topf erhitzen und die Champignons stark anbraten. Knoblauch, Zwiebeln und Thymian zufügen und etwa 1 Min. mitbraten.

● Steinpilze aus dem Wasser nehmen, mit der Hand gut ausdrücken und grob hacken.

● Das Einweichwasser durch ein feines Sieb in den Topf mit den Champignons geben. Mit Salz und Pfeffer würzen.

● Nun die gehackten Steinpilze und die Brühe dazugeben und zum Kochen bringen. 20 Min. bei mittlerer Hitze kochen.

● Die Hälfte der Suppe fein pürieren, wieder in den Topf geben und aufkochen lassen.

● Zitronensaft und Sojacreme unter die Suppe rühren. Erneut kurz aufkochen und mit Salz und Pfeffer würzen.

Nährwerte
185 kcal • 11 g E • 14 g F • 6 g KH

Milde Suppe, die durch würzige Räuchermakrele Pfiff bekommt

Blumenkohl-Kokos-Suppe mit Makrele

Für 2 Portionen
⌓ 20 Min.

- 500 g Blumenkohl
- 1 Knoblauchzehe
- 1 Zwiebel
- 1 EL Öl
- 1 TL Curry
- 250 ml Gemüsebrühe
- 250 ml Kokosmilch
- 1 Bund Schnittlauch
- 80 g geräuchertes Makrelenfilet
- ½ TL Sesamöl

● Blumenkohl waschen, putzen und in Röschen teilen. Knoblauch und Zwiebel schälen und fein würfeln.

● Öl in einem Topf erhitzen. Den Curry hineingeben und unter Rühren etwa 1 Min. rösten. Dann Knoblauch und Zwiebel unterrühren und glasig dünsten. Blumenkohlröschen hinzufügen und alles unter Rühren noch weitere 3 Min. dünsten.

● Nun auch Gemüsebrühe und Kokosmilch dazugießen und bei mittlerer Hitze etwa 10 Min. köcheln lassen. Mit Salz und Pfeffer würzen.

● In der Zwischenzeit den Schnittlauch waschen, trocken schütteln und in Röllchen schneiden. Das Makrelenfilet in kleine Stücke zupfen.

● Blumenkohl mit einem Stabmixer pürieren. Makrelenstücke hineingeben und kurz erwärmen.

● Suppe mit dem Sesamöl abschmecken und auf tiefe Teller verteilen. Mit dem Schnittlauch bestreuen.

Nährwerte
235 kcal • 11 g E • 19 g F • 6 g KH

Schmeckt auch kalt gut

Joghurt-Zucchini-Suppe

Für 2 Portionen
⏲ 20 Min.

1 rote Spitzpaprika • ½ gelbe Paprika • ½ kleine Zucchini • 1 Knoblauchzehe • 1 EL Olivenöl • 250 g Joghurt (3,5 % Fett) • 200 ml Gemüsebrühe • 1 Ei

- Paprika waschen und in dünne Streifen schneiden; Zucchini waschen und würfeln; Knoblauchzehe schälen und fein würfeln. Alles gemeinsam in heißem Öl andünsten.

- Joghurt, Brühe und Ei in einem Topf verquirlen und unter ständigem Rühren fast zum Kochen bringen.

- Dann den Topf vom Herd nehmen und die Suppe mit Salz und Pfeffer abschmecken; mit dem Pürierstab leicht aufschäumen und das Gemüse in die Suppe geben.

Nährwerte:
225 kcal • 11 g E • 14 g F • 13 g KH

Fix auf dem Tisch

Hähnchen mit Linsengemüse

Für 2 Portionen
⏲ 15 Min.

2 TL Öl • 200 g Hähnchenfilets • 300 g Lauch • 150 g Champignons • 200 g Geflügelbrühe • 80 g rote Linsen • Curry

- Hähnchenfilets auf beiden Seiten ca. 10 Min. in Öl braten, mit Salz und Pfeffer würzen.

- Lauch und Champignons fein schneiden.

- Gemüsebrühe aufkochen, Lauch, Pilze und rote Linsen zugeben und unter häufigem Rühren ca. 8 Min. zugedeckt garen. Mit Salz, Pfeffer und Curry abschmecken.

- Hähnchenfilets auf dem Linsengemüse anrichten.

Nährwerte
325 kcal • 40 g E • 7 g F • 25 g KH

❯❯ Hähnchen mit Linsengemüse

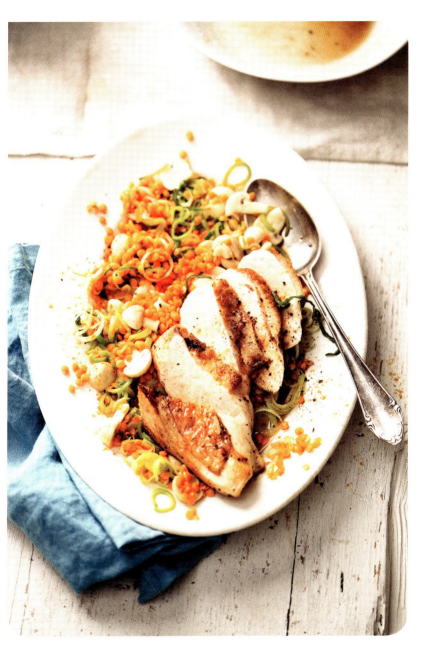

Mit einem Pizzaboden aus Blumenkohl und Käse

Salamipizza mit Blumenkohlboden

Für 2 Portionen
⊙ 50 Min.

- 250 g Blumenkohl
- 125 g Gouda
- 1 Ei
- 2 Tomaten
- 80 g Salamischeiben
- 2 Basilikumzweige

● Backofen auf 200 °C Ober-/Unterhitze vorheizen. Blumenkohl waschen, putzen und den Stiel gründlich schälen. Röschen und Stiel sehr fein hacken, auf einem mit Backpapier belegten Blech verteilen und leicht salzen. Mit einem zweiten Backpapier abdecken und im Ofen 15 Min. backen.

● In der Zwischenzeit den Gouda fein reiben und 100 g davon mit dem Ei und etwas Pfeffer verrühren.

● Blumenkohl vom Blech nehmen, lauwarm abkühlen lassen und die Käsemasse damit vermischen. Daraus auf dem mit Backpapier belegten Backblech zwei dünne Fladen formen und im Ofen auf der mittleren Schiene 15 Min. backen.

● Währenddessen die Tomaten waschen, in Scheiben schneiden und die Stielansätze entfernen.

● Die Böden mit Tomaten und Salamischeiben belegen, den restlichen Käse darüberstreuen und weitere 10 Min. backen.

● Basilikum waschen, trocken schütteln und die Blättchen abzupfen. Auf der gebackenen Pizza verteilen.

Nährwerte
420 kcal • 31 g E • 30 g F • 6 g KH

Guter Sattmacher
Kürbis-Puten-Ragout

Für 2 Portionen
⊘ 70 Min.

500 g Hokkaidokürbis • 500 g Putenfilet • 2 Zwiebeln • 1 EL Butter • einige Pfefferkörner • Thymian • 1 Lorbeerblatt • 125 ml Geflügelbrühe • Curry • Zitronensaft • 100 g saure Sahne

● Kürbis und Fleisch grob würfeln, Zwiebeln fein würfeln.

● Fleisch in Butter anbraten, herausnehmen. Kürbis und Zwiebeln zugeben, etwa 10 Min. andünsten und salzen.

● Fleisch mit Pfefferkörnern, Thymian und Lorbeerblatt zugeben. Mit der Brühe bei schwacher Hitze ca. 30 Min. garen.

● Mit Salz, Pfeffer, Curry und Zitronensaft würzen und die saure Sahne unterrühren.

Nährwerte
345 kcal • 19 g E • 20 g F • 21 g KH

Mit Vollkornnudeln
Einfaches Bœf Stroganoff

Für 2 Portionen
⊘ 25 Min.

1 Zwiebel • 250 g Rindersteaks • 100 g Champignons • 2 Gewürzgurken • 100 g Vollkorn-Fusilli • 1 EL Butterschmalz • 1 Prise Zucker • 1 EL Senf • 60 g saure Sahne (10 % Fett)

● Zwiebel würfeln, Fleisch in Streifen schneiden, Pilze in Scheiben schneiden. Gurken in feine Streifen schneiden. Nudeln garen.

● Zwiebeln und Champignons 5 Min. in ½ EL Butterschmalz anbraten. Mit Salz, Pfeffer, Zucker und Senf würzen.

● Fleisch 5 Min. in ½ EL Butterschmalz anbraten. Zu den Pilzen geben. Abschmecken und saure Sahne und Gurken unterrühren.

Nährwerte
485 kcal • 38 g E • 21 g F • 35 g KH

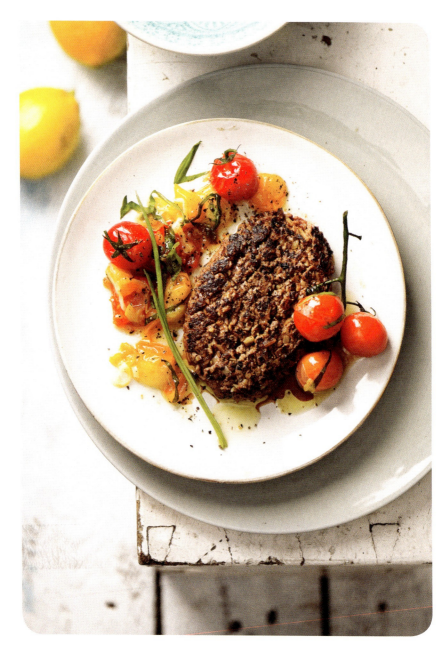

Warme Gerichte

Durch das Braten erhalten die Tomaten eine süße Würze.

Tatar-Frikadellen mit gebratenem Tomatensalat

Für 2 Portionen
⏲ 30 Min.

Für die Frikadellen
- 1 kleine Zwiebel
- 200 g Rindertatar
- 1 Eigelb
- 1 Msp. Dijonsenf
- 2 TL Tomatenmark
- ½ TL Zucker
- 2 TL Worcestersauce
- 1 EL Olivenöl

Für den Salat
- 500 g bunte Cocktailtomaten
- 2 Frühlingszwiebeln
- ½ Bund Basilikum
- 2 EL Olivenöl
- ½ TL Zucker
- etwas Zitronensaft

● Für die Frikadellen die Zwiebel schälen und fein hacken. Mit Tatar, Eigelb, Senf, Tomatenmark, Zucker, Salz, Pfeffer und Worcestersauce verkneten. Zu 4 kleinen Frikadellen formen und kalt stellen.

● Für den Tomatensalat die Tomaten waschen und vierteln. Frühlingszwiebeln waschen und in feine Ringe schneiden; Basilikum waschen und die Blättchen fein schneiden.

● Tomaten sowie den Großteil der Frühlingszwiebeln und des Basilikums im heißen Öl zusammen anbraten, mit dem Zucker bestreuen und karamellisieren. Mit Zitronensaft, Salz und Pfeffer würzen und restliche Frühlingszwiebeln und Basilikum unterheben.

● Für die Frikadellen das Öl in einer Pfanne erhitzen. Frikadellen darin von jeder Seite 20 Sekunden scharf anbraten.

● Tomatensalat auf Teller verteilen und die Frikadellen darauf servieren.

Nährwerte
405 kcal • 28 g E • 27 g F • 14 g KH

Mit Süßkartoffeln statt Kartoffeln

Asia-Schweinegeschnetzeltes

Für 2 Portionen
⏱ 50 Min.

- 175 g Süßkartoffeln
- 1 Zwiebel
- 1 EL Erdnussöl
- ½ TL Chiliflocken
- 300 g Schweineschnitzel
- 1 TL Mehl
- 2 kleine Zucchini
- ½ rote Paprika
- 2 Möhren
- ½ TL geriebener Ingwer
- 2 Knoblauchzehen
- 4 TL Sojasauce
- 100 g Mungobohnensprossen

● Süßkartoffeln schälen, würfeln, in Salzwasser garen.

● Die Zwiebel schälen und klein schneiden. Erdnussöl mit Chiliflocken in einer Pfanne erhitzen und die Zwiebeln darin bei schwacher Hitze anbraten.

● Fleisch in Streifen schneiden und im Mehl wenden. In einer weiteren Pfanne ohne Fett von allen Seiten bei schwacher Hitze braun braten. Erst wenden, wenn sie auf der Unterseite schon gut gebräunt sind.

● Zucchini und Paprika waschen, Möhren schälen. Alles Gemüse in 2 cm lange Streifen schneiden. Knoblauch schälen und fein hacken.

● Zwiebeln aus der Pfanne nehmen. Dann Zucchini, Paprika, Ingwer und Knoblauch in die Pfanne geben und unter ständigem Rühren 4–5 Min. braten. Dann beiseite gestellte Zwiebeln zugeben und salzen.

● Das gebratene Fleisch in der Pfanne mit dem Gemüse und den Süßkartoffeln mischen und etwa 2 Min. kochen. Mit Pfeffer und Sojasauce abschmecken, die Sprossen darüberstreuen.

Nährwerte
435 kcal • 44 g E • 11 g F • 40 g KH

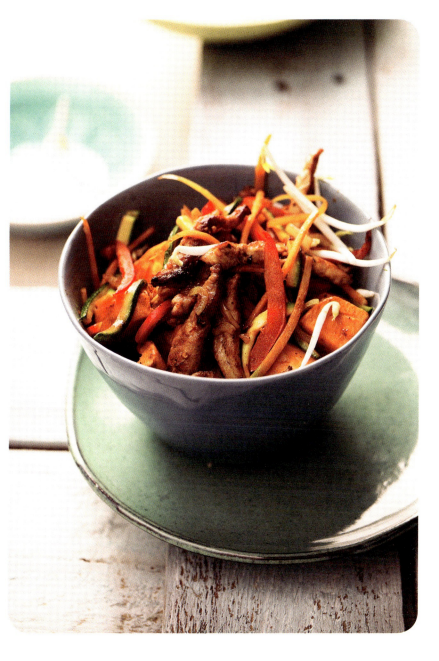

Warme Gerichte

Spinat und Kräuter – so viel Grün macht Laune und ist gesund

Spinatgnocchi mit Petersilienbutter

Für 2 Portionen
⏲ 50 Min.

Für die Gnocchi
- 250 g frischer Blattspinat
- 100 g Ricotta
- ½ EL Mehl
- 1 Ei
- frisch geriebene Muskatnuss

Für die Butter
- 2 Knoblauchzehen
- ½ Bund Petersilie
- 100 g Butter

● Spinat waschen, putzen und tropfnass in einem Topf bei mittlerer Hitze zusammenfallen lassen. In einem Sieb abgießen, kalt abschrecken, leicht ausdrücken und fein hacken. Mit Ricotta, Mehl und Ei verrühren und mit Salz, Pfeffer und Muskat abschmecken. Mithilfe eines Teelöffels Nocken aus der Masse abstechen und mit nassen Händen zu Gnocchi formen.

● 2 l Salzwasser aufkochen, dann die Hitze reduzieren und die Gnocchi portionsweise hineingleiten lassen. 6–8 Min. bei schwacher Hitze im leicht köchelnden Wasser ziehen lassen, bis die Gnocchi an die Oberfläche steigen. Herausnehmen und auf Küchenpapier abtropfen lassen.

● In der Zwischenzeit den Knoblauch schälen und fein hacken, Petersilie waschen, trocken schütteln und die Blättchen von den Stängeln zupfen. Butter in einer Pfanne zerlassen und Knoblauch und Petersilienblättchen darin 1–2 Min. anschwitzen. Gnocchi dazugeben und bei schwacher Hitze unter Rühren 3–4 Min. braten, bis die Butter leicht braun ist.

Nährwerte
390 kcal • 13 g E • 34 g F • 9 g KH

Warme Gerichte

Schmecken auch kalt; eignen sich eingerollt zum Mitnehmen

Shiitake-Omeletts

Für 2 Portionen
⊙ 35 Min.

- 100 g Shiitakepilze
- 2 Frühlingszwiebeln
- 1 Stück Ingwer (ca. 1 cm)
- 1 EL Sesam
- ¼ Bund Schnittlauch
- 3 Eier
- ½–1 EL helle Sojasauce
- 1 EL Sesamöl

● Pilze putzen, Stiele entfernen und Hüte in feine Scheiben schneiden. Frühlingszwiebeln waschen, putzen und in feine Ringe schneiden. Ingwer schälen und fein hacken.

● Sesam in einer Pfanne ohne Fett rösten, bis er zu duften beginnt. Vom Herd nehmen und abkühlen lassen.

● Schnittlauch waschen, trocken schütteln und in Röllchen schneiden. Eier mit der Sojasauce, 2 EL Wasser und den Schnittlauchröllchen in einer Schüssel verquirlen.

● Sesamöl in einer kleinen Pfanne erhitzen und die Pilze darin bei starker Hitze anbraten. Dann Frühlingszwiebeln und Ingwer zufügen und kurz mitbraten. Die Hälfte der gebratenen Pilze aus der Pfanne nehmen und beiseite stellen

● Die Hälfte der Eimasse in die Pfanne geben, bei mittlerer Hitze stocken lassen, dann herausnehmen und warm halten.

● Nun die restliche Pilzmischung wieder in die Pfanne geben, die zweite Hälfte der Eimasse darübergeben und ebenfalls stocken lassen.

Nährwerte
235 kcal • 13 g E • 17 g F • 10 g KH

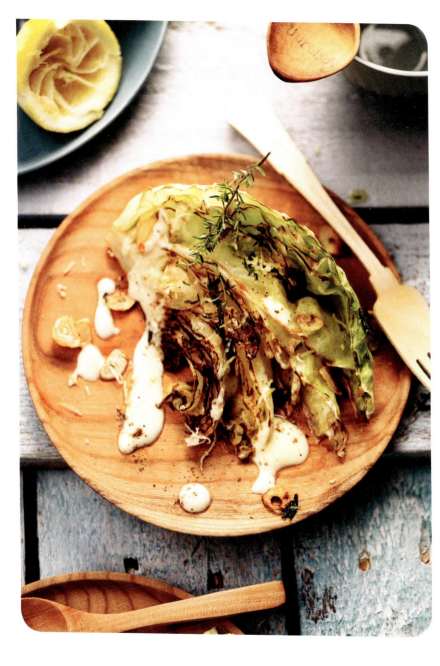

Warme Gerichte

So schmeckt Kohl frisch und leicht
Spitzkohl mit Zitronen-Sahne-Sauce

Für 2 Portionen
⏱ 25 Min.

- 2 Zwiebeln
- 150 ml Gemüsebrühe
- 1/3 abgeriebene Schale und etwas Saft von 1 Bio-Zitrone
- 600 g Spitzkohl
- 2 Knoblauchzehen
- 3 Thymianzweige
- 2 EL Olivenöl
- 100 g saure Sahne (10 % Fett)
- gemahlener Koriander

● Zwiebeln schälen und in kleine Würfel schneiden.

● Gemüsebrühe in einem Topf aufkochen. Abgeriebene Zitronenschale und Zwiebel dazugeben und bei schwacher Hitze etwa 10 Min. zugedeckt kochen.

● Spitzkohl waschen, putzen und achteln. Den Strunk herausschneiden, sodass die Blätter noch zusammenhalten.

● Knoblauch schälen und in dünne Scheiben schneiden. Thymian waschen und die Blättchen abzupfen.

● Öl in einer großen Pfanne erhitzen und den Spitzkohl darin bei mittlerer Hitze auf einer Seite etwa 4 Min. braten. Dann den Kohl wenden, Knoblauch und Thymian dazugeben und weitere 4 Min. braten. Aus der Pfanne nehmen.

● Die saure Sahne mit der Zwiebel-Zitronen-Sauce verquirlen. Aufkochen lassen und mit dem Stabmixer pürieren. Mit Salz, Pfeffer, etwas Zitronensaft und Koriander abschmecken.

● Den Spitzkohl mit der Zitronen-Sahne-Sauce servieren.

Nährwerte
305 kcal • 7 g E • 22 g F • 19 g KH

Saftig-pikante Törtchen ganz ohne Mehl

Polentatörtchen mit Zucchini

Für 2 Portionen (4 Stücke)
25 Min. + 35 Min. Backzeit

- 300 ml Gemüsebrühe
- 75 g Polenta (Maisgrieß)
- ½ rote Zwiebel
- 100 g Zucchini
- 1–2 Rosmarinzweige
- 1 Salbeistängel
- 50 g Feta
- 50 g saure Sahne
- 25 g Sahne
- 1 Ei
- Cayennepfeffer
- 25 g Parmesan

- In einem großen Topf die Gemüsebrühe mit Salz zum Kochen bringen. Dann die Polenta unter Rühren hineinrieseln lassen und aufkochen. Den Topf von der Platte ziehen und die Polenta 10 Min. quellen lassen.

- In der Zwischenzeit die Zwiebel schälen und in halbe Ringe schneiden. Zucchini waschen und in dünne Scheiben schneiden. Kräuter waschen und Nadeln bzw. Blättchen von den Stängeln zupfen.

- Feta zerbröseln und in eine Schüssel geben. Mit saurer und süßer Sahne sowie dem Ei verrühren und mit Salz, Pfeffer und Cayennepfeffer würzen.

- Polenta in 4 kleinen, flachen ofenfesten Förmchen ausstreichen. In den kalten Ofen stellen und den Ofen auf 200 °C Ober-/Unterhitze stellen, damit der Boden etwas vorgart. Den Parmesan reiben.

- Wenn der Ofen heiß ist, die Förmchen herausnehmen und die Füllung darauf verteilen. Die Törtchen mit Zwiebel, Zucchini und Kräutern belegen, mit dem Parmesan bestreuen und 30–35 Min. backen.

Nährwerte
335 kcal • 14 g E • 26 g F • 11 g KH

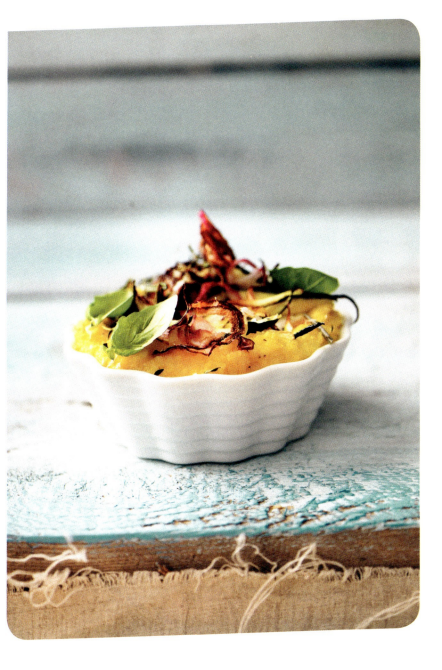

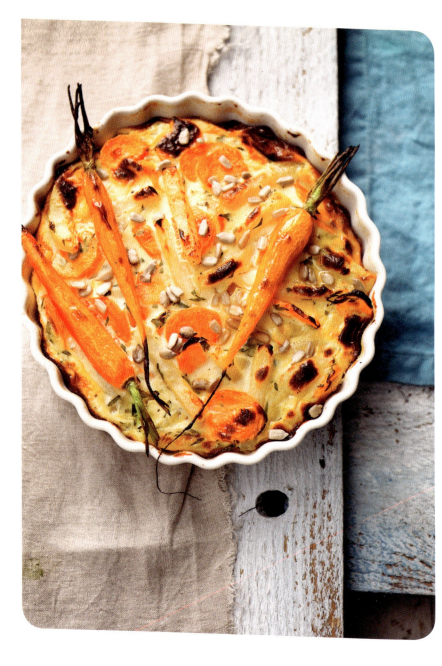

Leichtes Gratin mit besonders mildem Gemüse

Quark-Gemüse-Gratin mit Kerbel

Für 2 Portionen
25 Min. + 25 Min. Backzeit

- 300 g Möhren
- 300 g Kohlrabi
- 1 Zwiebel
- 1 Rosmarinzweig
- 1 EL Öl
- 50 ml Gemüsebrühe
- ½ Bund Kerbel
- 2 Eier
- 250 g Magerquark
- 60 ml Milch (1,5 % Fett)
- 2 EL Sonnenblumenkerne

● Möhren und Kohlrabi schälen. Möhren in dünne Scheiben, Kohlrabi in Stifte schneiden. Zwiebel schälen und würfeln. Rosmarin waschen und trocken schütteln.

● Öl in einem Topf erhitzen und die Zwiebel darin bei mittlerer Hitze glasig dünsten. Dann Möhren und Kohlrabi zugeben und etwa 2 Min. mitdünsten.

● Rosmarinzweig und Brühe hinzufügen und das Gemüse bei mittlerer Hitze 10–12 Min. garen. Dann vom Herd nehmen und etwas abkühlen lassen.

● Backofen auf 180 °C Ober-/Unterhitze vorheizen.

● Kerbel waschen, trocken schütteln und fein hacken. Mit Eiern, Quark und Milch verrühren und mit Salz und Pfeffer würzen.

● Möhren und Kohlrabi darunterheben, in eine Auflaufform füllen und glatt streichen. Im Backofen etwa 25 Min. backen.

● In der Zwischenzeit die Sonnenblumenkerne in einer Pfanne ohne Fett rösten, bis sie zu duften beginnen. Über das Gratin streuen und servieren.

Nährwerte
390 kcal • 32 g E • 16 g F • 28 g KH

Der stoffwechselfördernde Ingwer unterstützt das Abnehmen
Kabeljau auf Ingwergemüse

Für 2 Portionen
🕑 30 Min.

- 400 g Kabeljaufilet
- 1 EL Zitronensaft
- 2 rote Paprika
- 125 g Champignons
- 500 g Chinakohl
- 1 Stück Ingwer (ca. 3 cm)
- 2 EL Sesamöl
- 2 EL Sojasauce
- 2 EL gehackter Koriander

● Backofen auf 200°C Ober-/Unterhitze vorheizen. Kabeljaufilet quer halbieren, mit dem Zitronensaft beträufeln und zugedeckt 10 Min. ziehen lassen.

● In der Zwischenzeit die Paprika waschen und in kleine Würfel schneiden. Champignons waschen, putzen und vierteln. Chinakohl waschen, vom harten Strunk befreien und grob hacken. Ingwer schälen und fein würfeln.

● Öl in einem ofenfesten Topf erhitzen. Ingwer und Paprika darin unter Rühren 2 Min. anbraten. Dann Champignons und Chinakohl dazugeben und 2 Min. rühren, bis der Chinakohl zusammengefallen ist. Mit der Sojasauce ablöschen.

● Fischfilet trocken tupfen, salzen, pfeffern und auf den Chinakohl legen. Im Ofen 10 Min. backen. Der Fisch ist gar, wenn er sich leicht mit einer Gabel zerpflücken lässt. Aus dem Ofen nehmen und mit dem Koriander bestreuen.

Nährwerte
385 kcal • 49 g E • 15 g F • 16 g KH

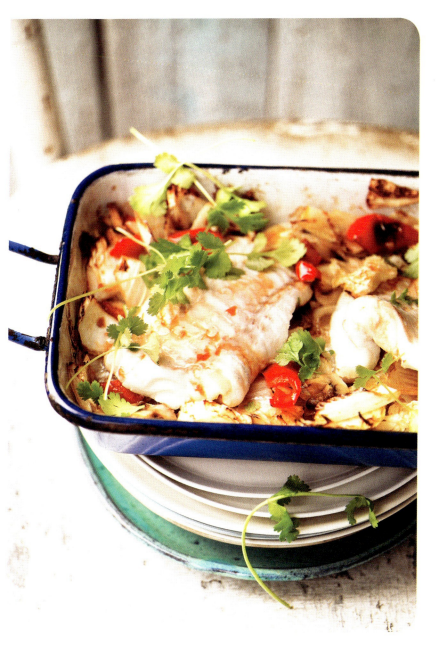

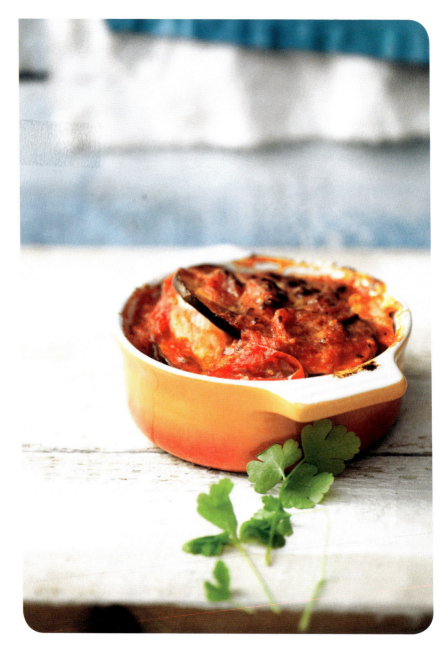

Warme Gerichte

Lasagne mal ganz ohne Nudeln, lecker geschichtet

Auberginen-Lachs-Lasagne

Für 2 Portionen
🕐 30 Min. + 45 Min. Backzeit

- 250 g Lachsfilet
- Saft von ½ Zitrone
- 1 Zwiebel
- 2 Knoblauchzehen
- 1 EL Öl
- 400 g geschälte Tomaten (Dose)
- 1 TL getrocknete italienische Kräuter
- 1 Aubergine (ca. 300 g)
- 30 g Parmesan
- ½ Bund Petersilie
- 50 g Crème fraîche

● Backofen auf 220 °C Ober-/Unterhitze vorheizen. Lachsfilets längs in 4 Stücke schneiden. Mit Zitronensaft beträufeln und ziehen lassen.

● Zwiebel und Knoblauch schälen, fein würfeln und in Öl anschwitzen. Tomaten mit dem Saft hinzugeben und zerdrücken. Mit italienischen Kräutern und Salz würzen, ca. 20 Min. offen einkochen lassen und mit Pfeffer abschmecken.

● Aubergine längs in 9 dünne Scheiben schneiden. Lachs trocken tupfen und beidseitig mit Salz und Pfeffer würzen.

● Zutaten in eine Auflaufform (18 × 18 cm) schichten: ein Drittel Auberginenscheiben, dann Sauce, die Hälfte des Lachses, Sauce, ein Drittel Auberginen usw. Mit Sauce abschließen. Parmesan darüberreiben.

● Lasagne bei 200 °C 40–45 Min. goldbraun backen. Zum Ende der Backzeit mit Alufolie abdecken, damit der Käse nicht verbrennt.

● Petersilie hacken, die Lasagne damit bestreuen und mit je einem Klecks Crème fraîche daneben servieren.

Nährwerte
495 kcal • 34 g E • 35 g F • 10 g KH

Warme Gerichte

Mit fruchtigem Orangenaroma

Seelachs mit Senf-Curry-Sauce

Für 2 Portionen
⊙ 30 Min.

- 300 g Pastinaken
- 200 g Möhren
- 150 g Lauch
- 400 ml Gemüsebrühe
- 1 TL Thymian
- Saft und etwas abgeriebene Schale von 1 Bio-Orange
- 80 g Joghurt (1,5 % Fett)
- 4 TL Dijon-Senf
- 2 TL Curry
- 360 g Alaska-Seelachsfilet
- 2 EL Kürbiskerne

● Pastinaken und Möhren schälen und in grobe Stücke schneiden. Lauch putzen, waschen und in kleine Stücke schneiden.

● Brühe, Thymian, abgeriebene Orangenschale, frisch gemahlenen (weißen) Pfeffer und 1 Prise Salz in einer Pfanne zusammen aufkochen. Anschließend das Gemüse zugeben und 8–10 Min. bei mittlerer Hitze zugedeckt garen.

● In der Zwischenzeit Joghurt, Senf und Curry miteinander verrühren. Fischfilet salzen und mit etwas Orangensaft beträufeln. In die Pfanne neben das Gemüse legen und 5 Min. zugedeckt garen. Dann herausnehmen und warm stellen.

● Die Joghurtmischung und den restlichen Orangensaft unter das Gemüse rühren und mit Curry, Salz und frisch gemahlenen (weißen) Pfeffer abschmecken. Die Kürbiskerne grob hacken.

● Fisch mit Gemüse, Curry-Senf-Sauce und mit gehackten Kürbiskernen bestreut servieren.

Nährwerte
465 kcal • 53 g E • 14 g F • 31 g KH

Warme Gerichte

Wer den Grill nicht anwerfen will, bereitet den Fisch im Ofen zu

Gegrillte Kräuterforelle mit Dicke-Bohnen-Salat

Für 2 Portionen
ca. 50 Min.

- 150 g dicke Bohnen (TK)
- 80 g Staudensellerie
- 1 rote Zwiebel
- 80 g Kirschtomaten
- 1 ½ EL Weißweinessig
- 3 EL Öl
- Zucker
- 2 kleine küchenfertige Forellen (à ca. 275 g)
- 1 Bio-Zitrone
- 2 Stiele glatte Petersilie
- 3 Thymianzweige
- 1 Knoblauchzehe

● Bohnen etwa 10 Min. garen, abgießen, abschrecken und die Kerne aus der dicken Schale drücken. Sellerie, Zwiebel und Tomaten klein schneiden.

● Essig und 1 EL Öl mit jeweils 1 Prise Salz, Pfeffer und Zucker verquirlen und über die Salatzutaten geben.

● Jede Forelle mehrmals schräg einschneiden, salzen und pfeffern und in die Einschnitte Zitronenschnitze stecken.

● Alu-Grillschalen mit 1 EL Öl ausstreichen, die Forellen hineinlegen.

● Petersilien- und Thymianblättchen sowie den Knoblauch fein hacken und mit dem restlichen Öl mischen. Das Kräuteröl mit Salz, Pfeffer und 1–2 Spritzern Zitronensaft würzen und über die Forellen träufeln; 12–15 Min. grillen, dabei einmal in der Schale wenden.

● Salat abschmecken und mit den Forellen servieren.

Nährwerte
495 kcal • 53 g E • 25 g F • 14 g KH

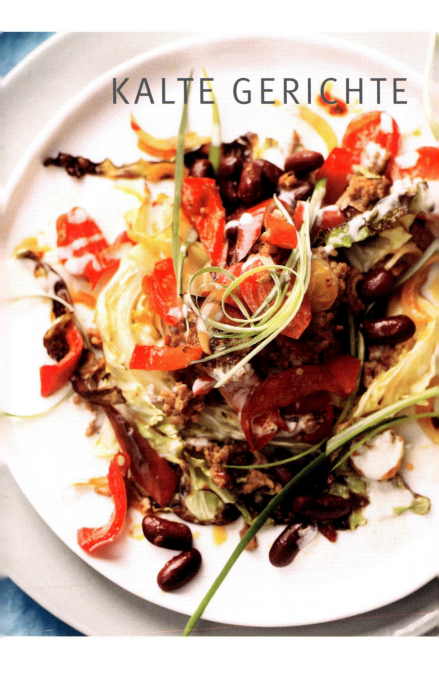

KALTE GERICHTE

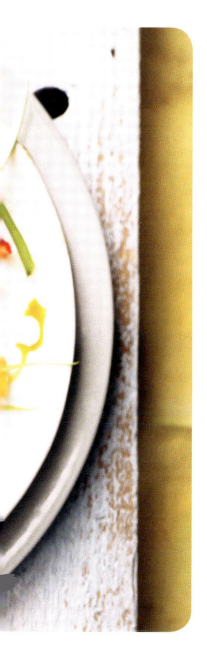

Zubereiten, wenn die Zeit dafür vorhanden ist, und sofort ein leckeres Gericht parat haben, wenn der Hunger kommt, lautet hier das Motto. Denn kalte Mahlzeiten wie Salate, Muffins, Wraps und pikantes Gebäck sind wirklich praktisch: Sie sparen Zeit und können zum sofortigen Genuss ganz einfach ins Büro oder zu einem gemütlichen Picknick mitgenommen werden. Aber selbstverständlich schmecken sie auch zu Hause! Einige der Gerichte sind sehr kalorienarm und eignen sich daher dazu, mit anderen kalorienarmen Gerichten aus diesem Buch kombiniert zu werden. Sie müssen lediglich darauf achten, dass die Gesamtkalorienzahl 500 kcal nicht übersteigt. Dann gönnen Sie sich zum Beispiel einen leckeren Muffin nach einem Salat oder einen Wrap nach einer Suppe.

◂ Orientalischer Kohlsalat
(Seite 78)

Harissa nach persönlichem Schärfeempfinden dosieren!

Orientalischer Kohlsalat

Für 2 Portionen
⏱ 35 Min. + 2 Std. Ziehzeit

Für den Salat
- 500 g Spitzkohl
- 100 g rote Paprika
- 2 EL Olivenöl
- 1 rote Zwiebel
- 75 g Kirschtomaten
- 3 Frühlingszwiebeln
- 125 g Rinderhack
- 3 EL Harissapaste
- 200 g Kidneybohnen (Dose)

Für das Dressing
- 100 g Joghurt (1,5 % Fett)
- 2 TL heller Balsamicoesssig
- 2 TL Olivenöl
- ½ TL gemahlener Kreuzkümmel
- 1 Msp. Zimt

● Backofen auf 190 °C Unter-/Oberhitze vorheizen. Kohl waschen, putzen und in 5 cm dicke Streifen schneiden. Paprika waschen und würfeln.

● Kohl und Paprika in eine Auflaufform geben, 1 EL Öl darüberträufeln, salzen, pfeffern und 25 Min. im Ofen garen, dabei mehrmals wenden. Herausnehmen und abkühlen lassen.

● Zwiebel schälen und fein würfeln. Tomaten waschen und vierteln. Frühlingszwiebeln in feine Ringe schneiden.

● Hackfleisch, Zwiebel und Harissapaste in 1 EL Öl krümelig anbraten. Dann die Tomaten zugeben und kurz mitbraten. Salzen, pfeffern und die Frühlingszwiebeln unterheben.

● Für das Dressing alle Zutaten verrühren. Hackfleischmischung, gebackenes Gemüse und abgetropfte Kidneybohnen vermischen und 2 Std. ziehen lassen. Kurz vor dem Servieren das Dressing unterheben.

Nährwerte
500 kcal • 28 g E • 29 g F • 28 g KH

Kalte Gerichte

Unschlagbare Kombination
Klassischer Matjessalat

Für 2 Portionen
⏱ 40 Min. + Abkühl- und Ziehzeit über Nacht

150 g Rote Bete • 150 g milde Matjesfilets • ½ Apfel • 2 Gewürzgurken • 1 Frühlingszwiebel • 1½ EL Salatmayonnaise • 50 g Joghurt (1,5 % Fett) • Saft von ½ Zitrone • ½ EL Apfelessig • 2 TL Öl

● Rote Bete schälen, würfeln und in Salzwasser ca. 40 Min. gar kochen, dann ganz abkühlen lassen.

● Matjes in Stücke schneiden. Apfel und Gurken fein würfeln. Frühlingszwiebel und in feine Ringe schneiden.

● Mayonnaise, Joghurt, Pfeffer, Zitronensaft, Essig und Öl verquirlen und unter die Zutaten rühren. Gut durchziehen lassen.

Nährwerte
370 kcal • 13 g E • 29 g F • 15 g KH

Schick in Schale
Eiermuffins im Schinkenkleid

Für 6 Portionen (6 Muffins)
⏱ 15 Min. + 20 Min. Backzeit

1 Schalotte • 6 Baconscheiben (100 g) • 1 Frühlingszwiebel • 1 Tomate • 1 TL Butterschmalz • 6 dünne Scheiben gekochter Schinken (150 g) • 6 Eier

● Backofen auf 150 °C Ober-/Unterhitze vorheizen. Schalotte und Bacon würfeln. Frühlingszwiebel in feine Ringe schneiden. Tomate waschen, entkernen und fein würfeln.

● Schalotte und Bacon in Butterschmalz anbraten. Eier verrühren und die restliche Zutaten zugeben. Mit Pfeffer und Salz abschmecken.

● Mulden einer 6er-Muffinform mit je einer Schinkenscheibe auskleiden und die Masse einfüllen. 15–20 Min. backen.

Nährwerte
175 kcal • 16 g E • 11 g F • 3 g KH

Kalte Gerichte

Statt mit Mango auch mal mit Ananas probieren

Fruchtiger Garnelensalat

Für 2 Portionen
⊘ 20 Min.

Für den Salat
- 175 g Garnelen (ohne Kopf und Schale)
- 1 Knoblauchzehe
- 2 EL Öl
- 100 g Mango-Fruchtfleisch
- 200 g Avocado-Fruchtfleisch
- Saft von ½ Limette
- 100 g Möhren
- 2 Feigen

Für das Dressing
- 125 g Joghurt (1,5 % Fett)
- ½ EL mittelscharfer Senf
- 1 ½ EL Balsamicoessig
- ½ EL Zucker
- 2 Zitronenmelissenstiele

● Garnelen waschen und längs halbieren. Den schwarzen Darm entfernen. Knoblauch schälen und fein würfeln.

● Garnelen unter Wenden in Öl 3 Min. scharf anbraten. Knoblauch kurz mitbraten und mit Salz und Pfeffer würzen.

● Mango- und Avocadofruchtfleisch würfeln. Mit der Hälfte des Limettensafts beträufeln.

● Möhre schälen und mit einem Sparschäler in dünne Streifen schneiden. Feigen waschen und trocken reiben. Eine Feige in feine Würfel, die andere in Spalten schneiden.

● Joghurt, Senf und Essig verrühren. Mit Salz, Pfeffer und Zucker abschmecken und die gewürfelte Feige unterrühren.

● Mango, Avocado, Möhre und Feigenspalten auf einer Platte anrichten, mit dem Dressing beträufeln und Garnelen und Zitronenmelissenblättchen darauf verteilen. Restliches Dressing dazu reichen.

Nährwerte
430 kcal • 21 g E • 27 g F • 24 g KH

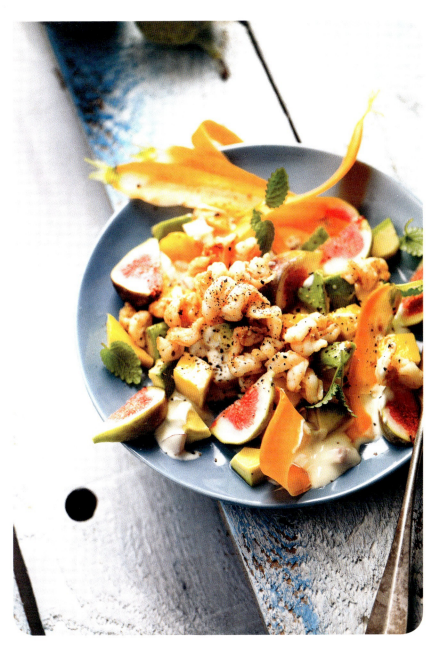

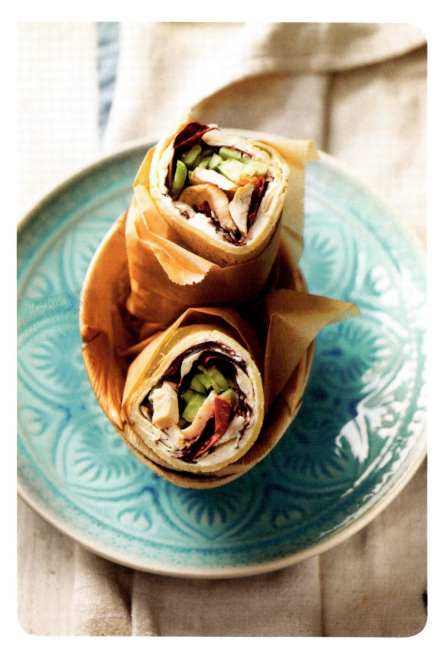

Kalte Gerichte

Kohlenhydratarm dank Kichererbsenmehl statt Weizen
Kichererbsen-Hähnchen-Wraps

Für 2 Portionen
⊙ 30 Min.

Für die Kichererbsenfladen
- 50 g Kichererbsenmehl
- 2 EL Olivenöl
- 1 Msp. Curry

Für die Füllung
- 150 g Hähnchenbrust
- 1 TL Öl
- ½ TL Paprika edelsüß
- 150 g Frischkäse (0,2 % Fett)
- 3 TL Senf
- 2 EL Milch (1,5 % Fett)
- 2 Radicchioblätter
- ¼ Salatgurke

● Kichererbsenmehl, 1 EL Olivenöl und ½ TL Salz mit 150 ml Wasser verrühren. 1 EL Öl in einer Pfanne erhitzen, eine Hälfte des Teigs verteilen und von beiden Seiten knusprig backen, dann den restlichen Teig backen.

● Hähnchenbrust salzen und mit Öl einreiben. Eine Pfanne erhitzen und das Fleisch auf beiden Seiten anbraten, dann bei mittlerer Hitze auf jeder Seite 5 Min. garen. Mit Paprikapulver würzen, abkühlen lassen und in dünne Scheiben schneiden.

● Frischkäse, Senf und Milch verrühren und leicht salzen. Radicchio waschen und grob zerzupfen. Gurke schälen und in Streifen schneiden.

● Kichererbsenfladen mit der Frischkäsecreme bestreichen, Rand frei lassen. Mit Radicchio, Gurken und Hähnchenfleisch belegen.

● Die Seiten der Teigfladen einschlagen, dann die Fladen über der Füllung aufrollen. In Folie wickeln und kurz vor dem Verzehr schräg halbieren.

Nährwerte
275 kcal • 24 g E • 16 g F • 8 g KH

Kalte Gerichte

Erfrischender Sommersalat nach sizilianischem Rezept

Fenchel-Orangen-Salat mit Oliven

Für 2 Portionen
⏱ 30 Min. + mind. 15 Min. Ziehzeit

Für den Salat
- 300 g Fenchel
- 2 rote Zwiebeln
- 2 Orangen
- 6–8 schwarze Oliven ohne Stein
- 1 Bio-Limette

Für das Dressing
- 1 ½ EL Weißweinessig
- 4 EL Olivenöl
- 2 Rosmarinzweige
- 1 Msp. Kreuzkümmel

● Fenchel waschen, dabei harte äußere Stücke entfernen und das Fenchelgrün beiseitelegen. Fenchel in dünne Streifen schneiden. Zwiebeln schälen und in dünne Ringe schneiden.

● Orangen sorgfältig schälen, dabei auch die weiße Haut mit entfernen. Den dabei entstehenden Saft auffangen (es werden 4–5 EL Saft benötigt). Das Fruchtfleisch in ½ cm dicke Scheiben schneiden. Die Oliven in Ringe schneiden. Zesten von der Limette abschälen.

● Für das Dressing Essig und Öl mit dem aufgefangenen Orangensaft verrühren. Rosmarinnadeln sehr fein hacken. In das Dressing rühren und mit Kreuzkümmel, Salz und Pfeffer abschmecken.

● Dressing mit dem Fenchel vermischen und 15 Min. ziehen lassen. Die Orangenscheiben auf Teller verteilen und den Fenchel darübergeben. Das Fenchelgrün hacken und zusammen mit den Oliven darübergeben.

Nährwerte
410 kcal • 6 g E • 35 g F • 17 g KH

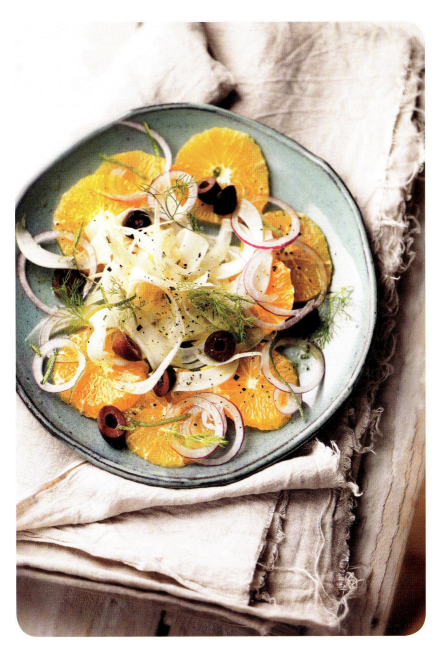

Getreide mit super GI
Amaranthsalat mit Mozzarella

Für 2 Portionen
⊘ 20 Min.

350 ml Gemüsebrühe • 100 g Amaranth • 1 rote Zwiebel • 80 g Avocado-Fruchtfleisch • 1 Mozzarella (125 g) • 4–5 schwarze Oliven ohne Stein • einige Korianderstängel • 2 TL Olivenöl • ½ TL Balsamicoessig

● Gemüsebrühe aufkochen, Amaranth einrieseln lassen und bei schwacher Hitze etwa 20 Min. quellen lassen. Dann abschrecken und abtropfen.

● Zwiebel schälen und fein würfeln. Avocado-Fruchtfleisch und Mozzarella würfeln. Oliven in Scheiben schneiden. Korianderblättchen abzupfen.

● Amaranth mit restlichen Zutaten vermengen. Mit Pfeffer, Salz, Öl und Essig abschmecken.

Nährwerte
495 kcal • 20 g E • 29 g F • 38 g KH

Deftiger Genuss
Roastbeef-Carpaccio

Für 2 Portionen
⊘ 15 Min.

50 g Rukola • 30 g Pecorino • 150 g dünn geschnittener Roastbeef-Aufschnitt • 20 g in Essig eingelegte Kapernäpfel (Glas) • 2 EL Balsamicoessig • 1 EL Olivenöl • 100 g Vollkorn-Baguette

● Rukola waschen und trocken schleudern. Pecorino in sehr dünne Scheiben hobeln.

● Roastbeef-Aufschnitt dachziegelartig auf Tellern verteilen und den Rukola in die Mitte geben. Die Kapernäpfel darauf verteilen. Mit Salz und Pfeffer würzen und mit Balsamicoessig und Olivenöl beträufeln.

● Käse darüberstreuen und das Baguette dazu servieren.

Nährwerte
360 kcal • 25 g E • 18 g F • 23 g KH

Schmeckt noch ofenwarm oder abgekühlt

Ofengemüsesalat mit Schafskäse

Für 2 Portionen
◎ 45 Min.

- 300 g Rote Bete
- 300 g Möhren
- 1 rote Zwiebel
- 2 Knoblauchzehen
- 3 EL Olivenöl
- 1 TL Ahornsirup
- 2 EL frisch gepresster Zitronensaft
- 100 g Joghurt (1,5 % Fett)
- ½ Bund glatte Petersilie
- 120 g Schafskäse

● Ein Backblech in das untere Drittel des Backofens schieben und den Ofen auf 200°C Ober-/Unterhitze vorheizen (Umluft nicht empfehlenswert).

● Rote Bete schälen und in 1½ cm dicke Spalten schneiden. Möhren ebenfalls schälen und längs vierteln. Zwiebel und Knoblauch schälen und die Zwiebeln in Spalten schneiden.

● Die Hälfte des Olivenöls und des Ahornsirups mit etwas Salz und Pfeffer verrühren. Das Gemüse, die Zwiebeln und die ganzen Knoblauchzehen damit mischen, auf dem heißen Blech verteilen und 30 Min. backen.

● Den Knoblauch vom Blech nehmen und fein hacken, mit Zitronensaft, Joghurt, etwas Salz, Pfeffer sowie dem restlichen Ahornsirup und Olivenöl verrühren.

● Petersilie waschen, trocken schütteln und die Blättchen grob hacken. Mit dem Dressing und dem Gemüse mischen und mit Pfeffer und Salz nochmals abschmecken. Den Schafskäse zerbröseln und darüberstreuen.

Nährwerte
490 kcal • 16 g E • 34 g F • 30 g KH

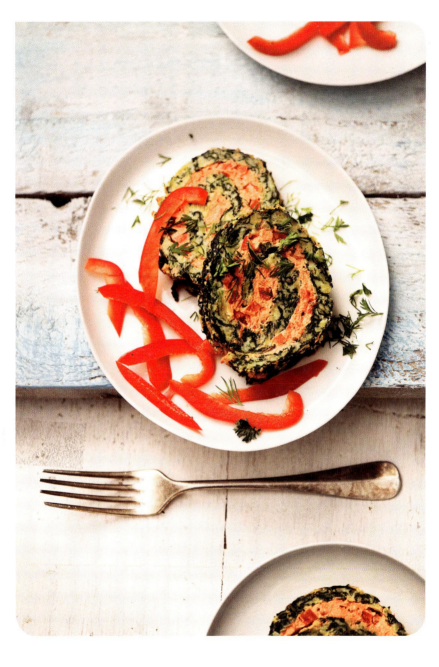

Kalte Gerichte

Pikanter Snack
Spinat-Paprika-Schnecken

Für 4 Portionen (8 Schnecken)
⊙ 30 Min. + 6 Std. Ruhezeit

Für den Teig
- 450 g gehackter TK-Spinat
- 4 Eier
- 75 g Parmesan
- 100 g Semmelbrösel
- geriebene Muskatnuss

Für die Füllung
- 1 rote Paprika
- 250 g Frischkäse (0,2 % Fett)
- 4 EL Tomatenmark
- etwas Zitronensaft

● Spinat auftauen und abtropfen lassen. Ein Backblech mit Backpapier auslegen und den Backofen auf 200 °C Ober-/Unterhitze vorheizen.

● Eier trennen und den Parmesan reiben. Die Eiweiße steif schlagen und die Eigelbe mit dem Parmesan verrühren. Spinat und Semmelbrösel unterrühren. Mit Salz, Pfeffer und Muskat würzen, dann den Eischnee vorsichtig unterheben.

● Den Spinatteig auf dem Backblech verstreichen und etwa 12 Min. backen. Dann 5 Min. abkühlen lassen, auf ein feuchtes Geschirrtuch stürzen und das Backpapier abziehen. Den Teig mithilfe des Tuches aufrollen.

● Für die Füllung die Paprika waschen und sehr klein würfeln. Frischkäse mit dem Tomatenmark verrühren, Paprika unterrühren; mit Salz, Pfeffer und Zitronensaft abschmecken.

● Teigrolle auseinanderrollen und mit der Füllung bestreichen. Zusammenrollen und fest in Alufolie gewickelt im Kühlschrank mind. 6 Std., besser über Nacht, durchziehen lassen. In 8 Scheiben schneiden.

Nährwerte
315 kcal • 28 g E • 13 g F • 25 g KH

Ein Hauch von Thai-Küche mit Kokosmilch und Limette

Hähnchen-Kartoffel-Salat mit Kokosdressing

Für 2 Portionen
40 Min. + mind. 30 Min. Ziehzeit

- 300 g Kartoffeln (vorzugsweise neue Ernte)
- 100 ml Kokosmilch
- 100 ml Gemüsebrühe
- 300 g Hähnchenbrustfilets
- 1 EL Sojasauce
- Saft und 1 TL abgeriebene Schale von ½ Bio-Limette
- Cayennepfeffer
- 1 kleine rote Spitzpaprika (80 g)
- 100 g Staudensellerie
- ½ Zwiebel

● Kartoffeln gründlich unter fließendem kaltem Wasser abbürsten. Dann in kochendem Salzwasser 15–20 Min. bei schwacher Hitze weich kochen.

● Kokosmilch und die Brühe zusammen aufkochen. Hähnchenbrustfilets rundherum mit der Sojasauce bestreichen. In die Kokosbrühe geben und bei schwacher Hitze 10 Min. garen, dann herausheben und abgedeckt kühl stellen.

● 75 ml Kokosbrühe mit der abgeriebenen Limettenschale, 2 EL Limettensaft, Salz und Cayennepfeffer verrühren. Kartoffeln abgießen, kalt abschrecken, grob würfeln und mit dem Dressing mischen.

● Paprika waschen und in dünne Streifen schneiden. Sellerie waschen und in dünne Scheiben schneiden. Zwiebel schälen und in feine Ringe schneiden.

● Das Gemüse unter die Kartoffeln heben und 30 Min. ziehen lassen. Evtl. etwas Kokosbrühe zugeben, wenn es zu trocken ist. Das Fleisch in gleichmäßige Scheiben schneiden und zu dem Salat anrichten.

Nährwerte
300 kcal • 40 g E • 2 g F • 29 g KH

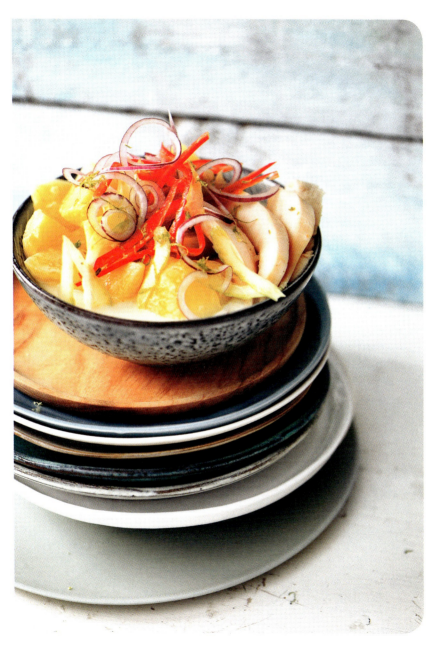

Wird mit Möhren anstatt des Selleries milder

Pastinakensalat mit Linsen und Ziegenkäse

Für 2 Portionen
⊙ 30 Min.

- 250 g Pastinaken
- 150 g Staudensellerie
- 100 g Radicchio
- einige Korianderstiele
- 3 EL Öl
- 100 ml frisch gepresster Orangensaft
- 2 EL Weißweinessig
- 1 Prise Zucker
- 80 g gegarte Berglinsen (Dose)
- 80 g Ziegenfrischkäse

● Pastinaken schälen und würfeln. Sellerie waschen und ebenfalls würfeln. Radicchio waschen, trocken schleudern und die Blätter in Streifen schneiden. Koriander waschen, trocken schütteln und die Blättchen abzupfen.

● ½ EL Öl in einem Topf erhitzen. Pastinaken zugeben und 2 Min. dünsten, salzen und pfeffern. Mit dem Orangensaft ablöschen und zugedeckt bei mittlerer Hitze 5 weitere Min. garen.

● Essig mit 2 EL Wasser, Salz, Pfeffer und Zucker verrühren. Das restliche Öl nach und nach einrühren.

● Die Linsen durch ein Sieb abgießen, kurz mit kaltem Wasser abspülen und abtropfen lassen. Mit Orangenpastinaken, Sellerie, Radicchio und Koriander und der Vinaigrette mischen und mit Salz und Pfeffer abschmecken. Den Ziegenfrischkäse dazu servieren.

Nährwerte
470 kcal • 12 g E • 32 g F • 32 g KH

Kalte Gerichte

Schmecken warm und kalt, vom Frühstück bis zum Abendessen
Spinat-Quark-Muffins

Für 6 Portionen (12 Stücke)
⊘ 35 Min. + 25 Min. Backzeit

- 200 g Magerquark
- 1 kleine Zwiebel
- 250 g Kartoffeln
- 1 kg Spinat
- 50 g Parmesan
- 50 g Pinienkerne
- ½ Bund Dill
- 300 g Ricotta
- 80 g saure Sahne
- 1 Ei
- 1 TL Öl

● Quark in ein Sieb geben und gründlich abtropfen lassen.

● Zwiebel fein hacken. Kartoffeln schälen und fein würfeln.

● Spinat waschen, dicke Mittelrippen entfernen, Blätter in Salzwasser blanchieren, abtropfen lassen und hacken. Die restliche Flüssigkeit ausdrücken.

● Kartoffelwürfel etwa 1 Min. im kochenden Salzwasser blanchieren, abschrecken und gut abtropfen lassen.

● Parmesan fein reiben. Pinienkerne in einer Pfanne ohne Fett rösten, bis sie zu duften beginnen und anschließend grob hacken. Dillblättchen fein hacken.

● Backofen auf 160 °C Ober-/Unterhitze vorheizen.

● Ricotta in einer Schüssel cremig schlagen. Abgetropften Quark, saure Sahne und Ei unterrühren und pfeffern. Eine Muffinform mit 12 Mulden mit dem Öl fetten.

● Spinat, Kartoffeln, Zwiebel, Parmesan, Pinienkerne und Dill unter die Ricottacreme rühren. Die Masse in den Mulden der Muffinform verteilen und im Backofen 25–30 Min. goldbraun backen.

Nährwerte
150 kcal • 10 g E • 9 g F • 6 g KH

Impressum

Bibliografische Information der Deutschen Nationalbibliothek
Die Deutsche Nationalbibliothek verzeichnet diese Publikation in der Deutschen Nationalbibliografie; detaillierte bibliografische Daten sind im Internet über http://dnb.d-nb.de abrufbar.

Programmplanung: Uta Spieldiener
Redaktion: Anne Bleick, Stuttgart
Bildredaktion: Christoph Frick

Umschlaggestaltung und Layout:
CYCLUS Visuelle Kommunikation, Stuttgart

Bildnachweis:
Umschlagfoto und alle Rezeptfotos im Innenteil: Gunda Dittrich, Wien
Foodstyling: Alexander Rieder, Wien
plainpicture/BHarman: S. 4, 6, 8/9, 16
Autorenfoto: Johannes Steil

1. Auflage

© 2016 TRIAS Verlag in
Georg Thieme Verlag KG
Rüdigerstraße 14, 70469 Stuttgart

Printed in Germany

Satz und Repro: Fotosatz Buck, Kumhausen
Gesetzt in: Adobe InDesign CS6
Druck: L.E.G.O. S.p.A., Vicenza

Gedruckt auf chlorfrei gebleichtem Papier

ISBN 978-3-432-10396-9

Auch erhältlich als E-Book:
eISBN (PDF)   978-3-432-10397-6
eISBN (ePub) 978-3-432-10398-3

1 2 3 4 5 6

Wichtiger Hinweis: Wie jede Wissenschaft ist die Medizin ständigen Entwicklungen unterworfen. Forschung und klinische Erfahrung erweitern unsere Erkenntnisse. Ganz besonders gilt das für die Behandlung und die medikamentöse Therapie. Bei allen in diesem Werk erwähnten Dosierungen oder Applikationen, bei Rezepten und Übungsanleitungen, bei Empfehlungen und Tipps dürfen Sie darauf vertrauen: Autoren, Herausgeber und Verlag haben große Sorgfalt darauf verwandt, dass diese Angaben dem Wissensstand bei Fertigstellung des Werkes entsprechen. Rezepte werden gekocht und ausprobiert. Übungen und Übungsreihen haben sich in der Praxis erfolgreich bewährt.

Eine Garantie kann jedoch nicht übernommen werden. Eine Haftung des Autors, des Verlags oder seiner Beauftragten für Personen-, Sach- oder Vermögensschäden ist ausgeschlossen.

Marken (Warenzeichen®) und geschäftliche Bezeichnungen (Unternehmenskennzeichen etc.) werden in diesem Werk nicht besonders gekennzeichnet. Dies berechtigt nicht zur Annahme, dass sie frei benutzt werden dürfen. Ferner kann hieraus nicht abgeleitet werden, dass der Verlag Rechteinhaber ist oder mit den Rechteinhabern in einer geschäftlichen Beziehung steht.

Das Werk, einschließlich aller seiner Teile, ist urheberrechtlich geschützt. Jede Verwendung außerhalb der engen Grenzen des Urheberrechtsgesetzes ist ohne Zustimmung des Verlages unzulässig und strafbar. Das gilt insbesondere für Vervielfältigungen, Übersetzungen, Mikroverfilmungen oder die Einspeicherung und Verarbeitung in elektronischen Systemen.

Es wird klargestellt, dass weder der Verlag noch die Autorin dieses Buches eine rechtsgeschäftliche Beziehung zu der Firma Almased Wellness GmbH unterhält.

Besuchen Sie uns auf facebook!
www.facebook.com/trias.tut.mir.gut

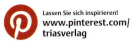
Lassen Sie sich inspirieren!
www.pinterest.com/triasverlag

Jede Diät braucht Basen

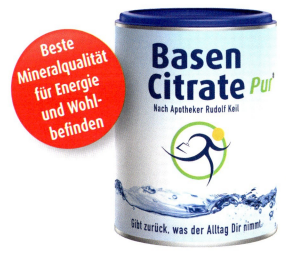

Beste Mineralqualität für Energie und Wohlbefinden

In jeder Apotheke
PZN: 03755779

Jede Diät führt zum Abbau von Körperfett. Das ist sehr gut, bedeutet für den Organismus aber auch eine erhöhte Säurebelastung. Deshalb ist es während einer Diät besonders wichtig, auf eine basenreiche Ernährung zu achten. **BasenCitrate Pur** unterstützt Sie dabei. Die besondere Zusammensetzung von **BasenCitrate Pur** wurde nach vielen Überlegungen und Gesprächen mit Wissenschaftlern entwickelt. Bei unausgewogener Ernährung kann **BasenCitrate Pur** den Stoffwechsel in besonderen Belastungsphasen wie Diät, Fastenkur, Sport oder Stress nachweislich entlasten.

Wirkungsvolle Tagesdosis:

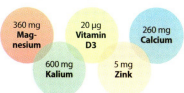

Wie sauer sind Sie?

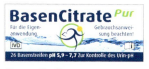

Messen Sie Ihren Harn-pH-Wert.
26 Teststreifen, PZN: 2067497

Weitere interessante Informationen unter **www.basencitrate.de**

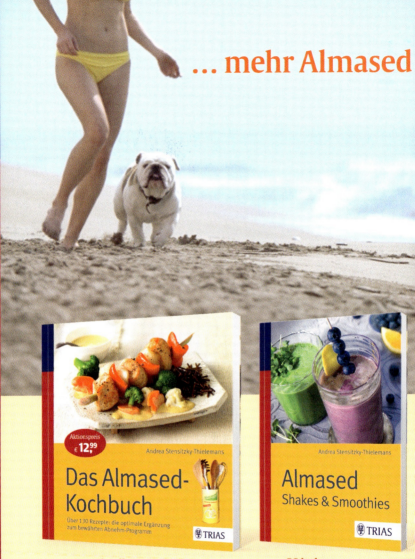